MANUAL TEÓRICO E PRÁTICO DE RADIESTESIA

DR. E. SAEVARIUS
(Ex-Membro da Sociedade de Radiestesia de Paris)

MANUAL TEÓRICO E PRÁTICO DE RADIESTESIA

EDITORA PENSAMENTO
São Paulo

MCMLXXVIII

EDITORA PENSAMENTO

Rua Conselheiro Furtado, 648 — Fone: 278-4811 — 01511 São Paulo, SP

Impresso no Brasil

Printed in Brazil

SUMÁRIO

PREFÁCIO				7
1.ª parte.	Cap.	I.	INSTRUMENTOS	13
	Cap.	II.	POLARIDADE	25
	Cap.	III.	USO DA FORQUILHA	29
2.ª parte.	Cap.	IV.	DOS RAIOS	53
	Cap.	V.	ESPIRAS	67
	Cap.	VI.	IMPREGNAÇÃO - DESIMPREGNAÇÃO - REMANÊNCIA	73
3.ª parte.	Cap.	VII.	ESTUDO SOBRE AS ÁGUAS	79
4.ª parte.	Cap.	VIII.	OUTROS MÉTODOS PARA SE ACHAR A PROFUNDIDADE	89
	Cap.	IX.	BUSCA DE UMA CORRENTE D'ÁGUA - MÉTODO DE FR. PADEY	97
	Cap.	X.	CÁLCULO DE PRODUÇÃO LÍQUIDA DE UMA CORRENTE D'ÁGUA SUBTERRÂNEA (Método de Fr. Padey)	107
	Cap.	XI.	ANÁLISE DAS ÁGUAS	115
5.ª parte.	Cap.	XII.	CAVIDADES SECAS	119
6.ª parte.	Cap.	XIII.	DIAMANTE	127
	Cap.	XIV.	ESTUDO DE ALGUNS MINERAIS - ARGILAS - TERRAS - ROCHAS - MODO PRÁTICO DE IDENTIFICAÇÃO DOS MINERAIS	139
	Cap.	XV.	IDENTIFICAÇÃO DE REMÉDIOS HOMEOPÁTICOS	141
	Cap.	XVI.	ANÁLISE DOS CORPOS	143
7.ª parte.	Cap.	XVII.	MÉTODO DE EMPREGO DAS FICHAS - COMO FOI DESCOBERTO ESSE NOVO MÉTODO	151
8.ª parte.	Cap.	XVIII.	PROSPECÇÕES AGRÍCOLAS - ANÁLISE QUALITATIVA E QUANTITATIVA DAS TERRAS	157
9.ª parte.	Cap.	XIX.	ONDAS CALCÁRIAS	173

10.ª parte.	Cap.	XX.	PROSPECÇÃO DO HOMEM - RADIAÇÕES DOS SERES VIVOS - DIAGNÓSTICO PENDULAR - SUA ORIGEM	179
	Cap.	XXI.	SÉRIES HUMANAS	189
11.ª parte.	Cap.	XXII.	COMPRIMENTO DA ONDA HUMANA	203
12.ª parte.	Cap.	XXIII.	RADIAÇÕES NOCIVAS - CAUSAS DO CÂNCER	211
13.ª parte.	Cap.	XXIV.	HIGIENE NA ALIMENTAÇÃO	223
14.ª parte.	Cap.	XXV.	TELERRADIESTESIA	229
	Cap.	XXVI.	TRABALHO À DISTÂNCIA	235
	Cap.	XXVII.	TELEDIAGNÓSTICO	239
15.ª parte.	Cap.	XXVIII.	SEXO DE UMA CRIANÇA QUE ESTÁ PARA NASCER - IMPORTÂNCIA DO CONHECIMENTO DA POLARIDADE HUMANA - OS SEXOS ANTE OS DETECTORES RADIESTÉSICOS	241
16.ª parte.	Cap.	XXIX.	NOSSO MÉTODO DO EMPREGO DAS FICHAS CONCORRENTES COM O USO DA RÉGUA-ESCALA DE TURENNE	249
17.ª parte.	Cap.	XXX.	ESTUDOS SOBRE OS MOVIMENTOS DO PÊNDULO - GIRAÇÕES POSITIVAS E NEGATIVAS - CAUSAS	255

PREFÁCIO

O nosso principal intento é, antes de tudo, ajudar, com nossa modesta contribuição, na vulgarização dessa ciência nova chamada RADIESTESIA, com o fim de dar a ela um alcance sempre maior.

Tivemos oportunidade, com a publicação do livrinho "A Radiestesia no Lar", de ensinar e educar curiosos e estudiosos na manipulação do pêndulo com um fim humanitário, para que os iniciados desfrutem das grandes vantagens que poderão conseguir para a saúde, valendo-se do pêndulo, instrumento da maior simplicidade e de manejo muito fácil que permite selecionar rapidamente e com toda a exatidão os remédios adequados à enfermidade que se deseje curar.

Acreditamos ter conseguido tal propósito em razão do êxito inegável com a venda, maciça e rápida, daquela obrinha, cuja presença se impôs em todas as casas e em todas as mãos, e também pelo escoamento rapidíssimo de uma 2.ª edição da mesma obra, cuja tiragem foi três vezes maior.

Tratou-se, nela, exclusivamente dos preciosos serviços que presta o pêndulo no selecionar e pesquisar remédios, tendo em vista unicamente a escolha apropriada à doença que se quer curar.

Para demonstrar a real importância que cabe à Radiestesia em tal matéria, mencionaremos algumas das possibilidades a que se chega com o pêndulo, em numerosos estudos relativos a diversas ciências em que a radiestesia vai prestando seu prestigioso concurso.

Dentre os muitos leitores, alguns estranharam a ausência de detalhes suficientes para se ilustrarem mais extensa e profundamente nos arcanos dessa ciência.

É necessário, pois, observar que "A Radiestesia no Lar" não é um manual destinado ao estudo dessa ciência. Esta obra trata exclusivamente de sua aplicação ao ramo especial da prospecção, escolha, seleção e pesquisa de remédios para a cura de doenças, e, nela, acha-se tudo quanto seja preciso e suficiente para a concretização dessas buscas com o uso do pêndulo.

A publicação dessa obrinha não teve outro intuito. Por esse motivo, o autor não cogitou de estender-se nas demais considerações relativas a várias outras possibilidades, limitando-se apenas a ensinar o essencial para que qualquer pessoa pudesse tirar os proveitos anunciados e explicados no método.

Não é necessário, ademais, que qualquer estudioso ou curioso possua maiores conhecimentos dessa ciência, seja quanto ao emprego do pêndulo ou da forquilha, seja quanto às inúmeras possibilidades que estes pequenos instrumentos possam oferecer. E essas possibilidades, apenas entrevistas, fomentam no espírito o desejo de conhecer mais a fundo, e em pormenores, senão os segredos (que não existem), mas principalmente as regras que regem seus diversos movimentos e que precisam e explicam a sua significação.

Os estudos a que dão lugar são muito complexos e exigiriam literatura abundante para instruir os que atualmente se interessam pela radiestesia que, como ficou dito acima, penetrou a maior parte de todos os ramos científicos.

Pensou-se aqui num estudo elementar que propiciasse os principais conhecimentos que o estudante radiestesista deve conhecer, conhecimentos estes apoiados teoricamente em dados admitidos, provados e reconhecidos experimentalmente, contudo suficientes para se iniciarem nessa nova ciência todos os que se sentem por ela atraídos, ou os que tenham propensão para o seu estudo e, sobretudo, os que estejam animados do imperioso desejo de, antes de tudo, ensaiar a manipulação dos instrumentos, a fim de comprovar de per si a sua real eficácia.

Apresentamos, então, a nossa nova obra intitulada "Manual de Radiestesia Teórico e Prático", posta ao alcance dos estudantes e estudiosos para familiarizá-los com a manipulação do pêndulo e da forquilha, permitindo-lhes buscas, prospecções e descobertas de que estão revestidas todas as possibilidades de real mérito utilitário.

Este novo "Manual de Radiestesia", que agora lançamos à curiosidade do público leitor, virá acrescer muito despretensiosamente a já numerosa literatura radiestésica e colocar-se humildemente à sombra de outras obras, mais completas e detalhadas, talvez muito científicas e complicadas como iniciação nessa ciência a quem apenas a conhece de nome.

Não se edifica uma casa começando-a pelo teto. Assim, em todas as demais ciências começa-se pelas noções mais elementares.

Tal foi o nosso escopo, que pensamos e acreditamos realizar com este Manual, aliando a teoria à prática, a fim de que todos os seus leitores nele pudessem achar o máximo de prática e de teoria, que cativasse o seu espírito e o impelisse mais fortemente ao estudo da nova ciência, com o propósito, logo de início, de compreenderem os grandes proveitos que poderão lograr com tais conhecimentos.

Temos a convicção de que o nosso trabalho — e isso sem a mais leve pretensão — não deixará de corresponder ao seu título, e que este "Manual de Radiestesia Teórico e Prático" fornecerá aos seus leitores e estudantes a matéria fundamental que a princípio os iniciará, e, a seguir, lhes dará, através dos resumos que apresentamos e que constituem a parte essencial dessa nova ciência, os meios de desenvolverem os conhecimentos até então adquiridos.

As matérias expostas e tratadas em nosso manual encerram tudo quanto é necessário e suficiente para conhecer, para formar teoricamente um bom radiestesista, desde que treine sem esmorecimento; executando todos os exercícios indicados e exercitando-se nas diversas buscas mencionadas no manual, conformando a execução dos seus trabalhos com as prescrições indicadas para obter bons êxitos e resultados seguros.

Estas recomendações não dispensam as operações e experiências de iniciativa do estudante. Ao contrário, será com estes exercícios que o principiante adquirirá maior prática.

Dispensamos, neste Manual, toda a parte histórica relativa à utilização da forquilha nos tempos remotos. A verdade é que, desde o século XVII, o seu uso acentuou-se de modo progressivo. Mas, na realidade, somente de 1860 até nossos dias é que forquilha e pêndulo ganharam, na busca das águas, um desenvolvimento real assombroso, que se estendeu a diversos ramos, tocando quase todas as ciências e, a muitas delas, trouxeram sua cooperação para maior proveito das ciências e da humanidade.

A radiestesia é uma ciência experimental, e, em todas as buscas a que empresta o seu concurso, confirma, pelo seu êxito e exatidão das suas descobertas e dos seus dados, na maior parte dos casos, a sua superioridade sobre os antigos processos, e, mais ainda, as possibilidades que tem, em certas circunstâncias, como nos diagnósticos médicos, de prever, de antecipar, com grande antecedência, doenças ainda latentes, e os estados pré-tuberculosos, pré-cancerosos, por exemplo, nas pessoas predispostas e inexoravelmente marcadas como vítimas futuras dessas cruentas e dolorosas enfermidades.

Deixamos, contudo, de assinalar algumas possibilidades maravilhosas e diversas experiências que fizemos com muito êxito, tais como análises de produtos humanos e tomada da tensão arterial. Provas foram feitas sobre nós mesmos e sobre pessoas da família, provas essas interessantíssimas para doutores em medicina, tanto pela sua simplicidade como pela sua exatidão, sempre e facilmente verificável. Mencionamo-lo aqui apenas para constar, posto que não quisemos publicá-lo.

Temos relatado vários métodos de diversos autores, doutores em medicina empregados diariamente para descobrir os vestígios dos estados patológicos das pessoas em estado mórbido. Estendemo-nos em diversos capítulos no que concerne aos vários processos aplicados tanto no diagnóstico quanto na cura das doenças.

Concluímos com a parte mais recente em que se lançaram os radiestesistas na aplicação de sua ciência, e conforme a teoria das radiações a da prospecção à distância, isto é, à Telerradiestesia, tal como se faz o Telediagnóstico.

Esse ramo novo impeliu os radiestesistas a prospecções diversas, além dos seus limites naturais. Atualmente esses limites desapareceram. O campo é livre. Prospeta-se do próprio escritório, do próprio laboratório qualquer parte do Globo, tanto pesquisando sua superfície quanto o seu seio mais profundo; prospeta-se o homem, quer esteja presente, quer não; a sua foto é suficiente, sua escrita, assinatura, alguma coisa íntima dele, seja qual for, basta para trazer à luz o que há de mais escondido no íntimo do ser. Isto é, por um lado, o seu estado fisiológico-químico, e, por outro, algo de sua consciência, do seu estado fisiológico-psíquico.

Não nos estenderemos mais no estudo da telerradiestesia senão no que abrange a prospecção à distância, expondo-a sumariamente.

Finalmente, para completar nosso trabalho, e por estar ligado à telerradiestesia, não podemos deixar de mencionar, dada a sua importância, o "Telediagnóstico", palavra que para sua melhor compreensão traduziremos por "Diagnóstico à Distância". Tal como na telerradiestesia, ou prospecção à distância, em que o trabalho se executa sobre mapas, desenhos e plantas, o diagnóstico à distância verifica-se sobre foto, retrato da pessoa doente, sobre carta de sua escrita, sobre sua assinatura ou objetos seus, desenho anatômico da mão do doente, roupa do corpo, ou sobre escarros, sangue, urina, cabelos etc.

É com o estudo desses objetos e das matérias orgânicas do corpo do enfermo que os R. R. P. P. dos terciários Franciscanos das Missões de Mato Grosso diagnosticam as doenças dos moradores da sua vastíssima diocese de São Luís de Cáceres, e da Prelazia de Guarujá-Mirim. Graças ao pêndulo, receitam-lhes, com acerto, "os remédios da terra" que sempre os curam.

Naqueles sertões, o pêndulo é o instrumento mágico que a Providência pôs na mão dos Padres, para que, tal um talismã miraculoso, ajude e contribua para aliviar as dores e curar os infelizes índios dessas regiões longínquas e desérticas.

Reservamos um capítulo à deteção dos sexos, com o fito de prestar aos leitores interessados nessa prospecção uns dados úteis, sob o ponto de vista econômico. Tal é o objetivo deste pequeno estudo, sobretudo no que se refere à pesquisa do sexo dos ovos.

A aplicação desse processo permite, a um criador curioso e cuidadoso, realizar uma rica seleção entre seus galináceos. Complementamos esse estudo, a título de curiosidade, com um método para se reconhecer o sexo de uma criança que está para nascer. E ainda, devido às diferenças de polaridade que existem entre as pessoas, diferenças que fazem variar o sentido das girações do pêndulo de uma a outra, fomos levados a completar o que já foi dito, no começo deste pequeno Manual, sobre polaridade.

Resumindo a teoria do outro autor, teoria essa que parece apoiar-se em base mais científica, dissemos que o radiestesista não deve ignorar a questão da polaridade, fenômeno que aparece assaz freqüentemente, e que pode causar estranheza e dúvidas no espírito dos estudantes e principiantes não prevenidos. Ao mesmo tempo, achamos conveniente expor algo das causas às quais, teoricamente, se atribui essa anormalidade que afeta numerosas pessoas.

Concluímos esse último capítulo com algumas considerações nossas a esse respeito, deixando aos leitores o cuidado de deduzir do exposto os comentários que julgarem adequados à questão, conforme suas apreciações e conhecimentos.

Estendemo-nos na aplicação de diversos métodos radiestésicos no que se refere à saúde e à higiene do homem. Não podíamos, pois, silenciar a respeito dos ramos que tocam tão de perto a higiene em geral e que abrangem as questões agronômicas e agrícolas, a agropecuária, o estudo das terras, a sua análise, a adubação, ramos afins que se ligam estreitamente ao bem-estar do pessoal do campo, assim como à saúde e à higiene em geral.

Demonstramos como, pela aplicação dos métodos radiestésicos, o agricultor ou o lavrador podem adquirir os meios que lhes permitirão melhorar suas terras, aumentar suas colheitas e fomentar uma vigorosa arremetida progressista no desenvolvimento econômico de sua própria situação, criando ao redor de suas atividades um ambiente novo, capaz de acabar com as rotinas e os erros do passado.

Reservamos um capítulo especial destinado à descrição de uma descoberta nossa que trata de um novo método de prospecção, no qual fizemos entrar o jogo de "fichas", em substituição ao das amostras-testemunhas; mesmo em questões terapêuticas, chegamos a substituir por fichas de nomes os remédios, as doenças e até os pacientes. Com esse novo método, conseguem-se resultados surpreendentes que causam admiração.

Terminamos nosso trabalho com um estudo teórico sobre as girações do pêndulo, conforme encaramos — segundo o nosso juízo — as causas que intervêm nos seus movimentos e que determinam, independentemente do operador, o sentido das girações.

1.ª PARTE

CAPÍTULO I

INSTRUMENTOS

Os instrumentos de que se valem os radiestesistas nos seus trabalhos são: a Forquilha ou Varinha e o Pêndulo.

O emprego de um ou de outro desses instrumentos não é de todo indiferente. Para uns, ou em certas pesquisas, a forquilha é preferida, ao passo que noutras o pêndulo tem a prioridade. Mas pode-se adiantar que, conforme a prática e a escolha do operador, o emprego de um ou outro desses instrumentos não altera o resultado das pesquisas; ao contrário, em muitos casos o emprego alternado de ambos os instrumentos permite melhor "controle".

A Forquilha ou Varinha

A forquilha consiste numa haste flexível, tendo a forma indicada pelo seu nome. A qualidade da madeira é indiferente, com exceção das essências resinosas e os sambucus. Pode também ser confeccionada com duas varinhas ligadas por uma de suas extremidades, por meio de um fio de linho, cânhamo, seda ou algodão (Fig. 1), não sendo este último muito recomendado devido às suas qualidades negativas.

Os braços ou hastes devem possuir de 30 a 35 centímetros aproximadamente; as forquilhas tiradas de galhos naturais, para maior duração, devem ser de um galho tríplice, suprimindo-se o central (Fig. 2).

As forquilhas podem ser também de metal, aço ou cobre. Existem forquilhas de arame de aço ou de cobre, enrolado em aspiral, ou, ainda, de madeira ou qualquer outro material, tendo nos seus braços

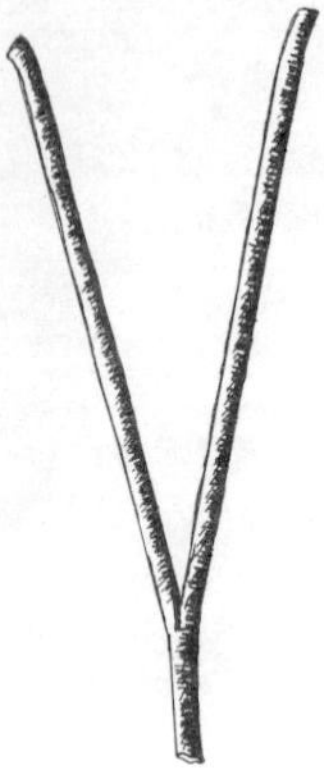

FIG. 1

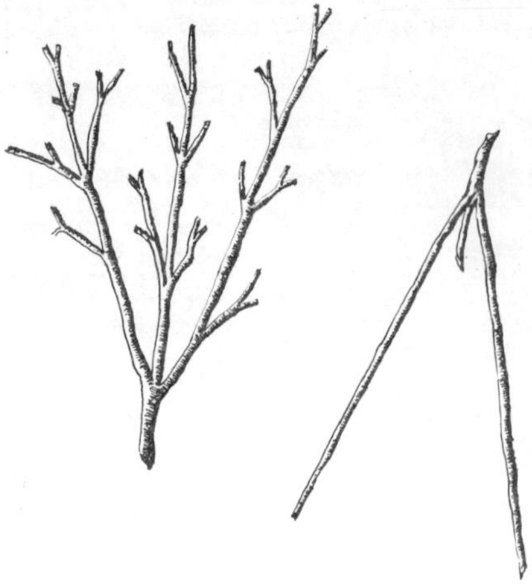

FIG. 2

um enrolamento de arame (Fig. 3). O enrolamento do solenóide tem por fim aumentar a sensibilidade do instrumento. Na forquilha dos radiestesistas americanos, de arame em aspiral, as extremidades são fixadas num pedaço de madeira ou de cortiça (Fig. 4).

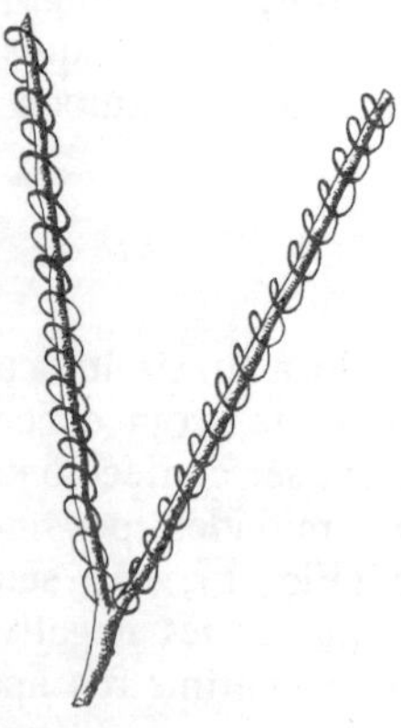

FIG. 3

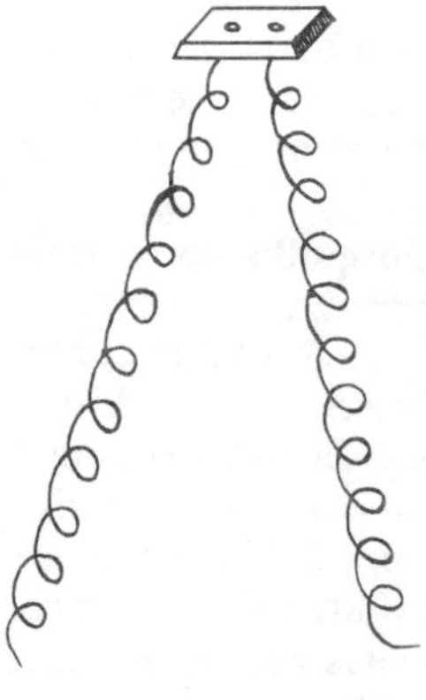

FIG. 4

Cada operador deverá ter forquilha própria e especial para manuseio. Muitos são os radiestesistas que utilizam forquilhas de sua invenção. Aproveitamos esta oportunidade para lembrar as forquilhas de afamados radiestesistas, tais como: Turene, Henry de France, Dr. J. Regnault, Henri Mager e outros. Todas elas são confeccionadas com barbatanas de baleia, que, juntamente com as forquilhas de madeira, são as mais usadas (galho de pau natural trifurcado, suprimindo-se o central e as duas varinhas de vime, ou de qualquer outra madeira flexível, com dois braços unidos por um fio de linho ou de cânhamo).

Há ainda forquilhas de "ebonite", com ou sem ligadura, e as de cores, especiais para determinados trabalhos.

Como se deve segurar a Forquilha

Segura-se pelas duas extremidades livres, com a palma da mão voltada para cima, mantendo as extremidades entre o polegar e a falangeta do indicador, com os demais dedos sustentando os braços das hastes (Fig. 5).

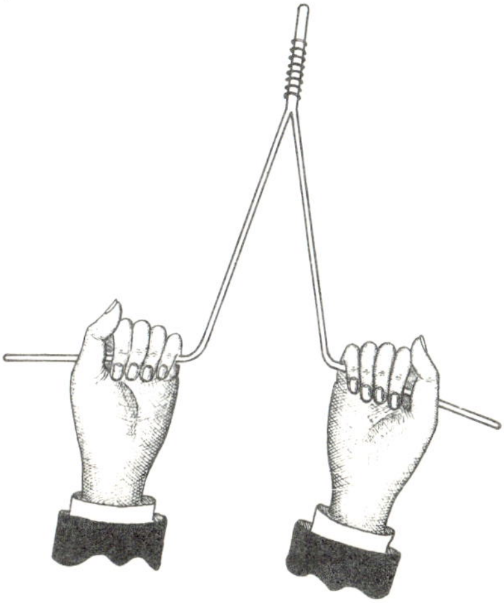

Fig. 5

Os que praticam o uso da forquilha preferem segurá-la com a extremidade dos dedos (Fig. 6), vendo nesse processo melhores resultados, pois assim a forquilha apresenta a vantagem de reduzir a "crispação" inicial.

Os braços do operador devem permanecer ligeiramente afastados do corpo, e os antebraços estendidos para diante com os cotovelos

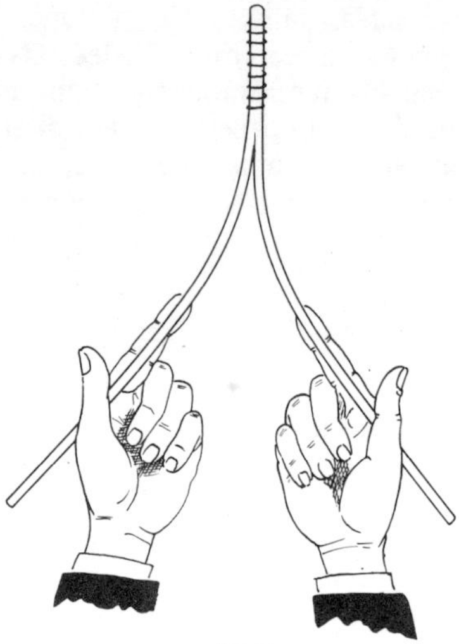

Fig. 6

tendendo a aproximar-se um pouco; a ponta da forquilha, dirigida numa posição apenas acima da horizontal. Outra posição consiste em ter os braços levantados, mantendo a ponta da forquilha à altura dos olhos, as duas extremidades das hastes acima das partes das mãos que ligam os polegares aos indicadores e as mãos voltadas e abertas. Para alguns, esta posição torna o instrumento mais sensível, mas é cansativa em demasia.

Há operadores que substituem a forquilha por uma simples varinha de madeira de 70 a 80 centímetros de comprimento aproximadamente, mantida em equilíbrio, descansando apenas sobre os indicadores de cada mão aberta (Fig. 7).

Ao caminhar nessa posição, dará um movimento de vaivém às mãos, aproximando-as e afastando-as com vivacidade. Ao passar por cima de uma corrente de água ou de uma corrente elétrica, a varinha girará sobre si mesma e tomará uma posição perpendicular à corrente. Confessamos não ter experimentado esse processo.

Observação importante:

Recomenda-se, tanto ao rabdomante quanto ao radiestesista, que em seus trabalhos não transportem quaisquer metais: anéis, correntes, relógios, moedas etc. que possam constituir "testemunhas ou filtros".

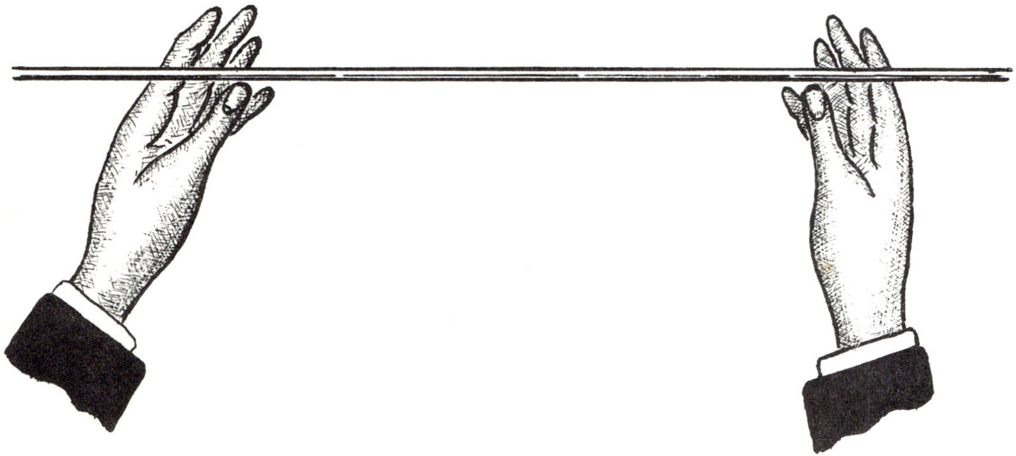

FIG. 7.

É também conveniente para o vedor que haja algo cingindo-lhe os braços ou as pernas, ou ainda qualquer outra parte do corpo, mormente se estiver em contato com a pele.

Causas que impedem os movimentos da Forquilha

Às vezes, essas causas, geralmente momentâneas, podem ser atribuídas ao ambiente; mas, se permanente, a causa provém do instrumento cuja construção é defeituosa. Essas condições perturbadoras serão facilmente evitadas. Não se apresentam, se for usado um instrumento próprio, comprovado e isento de qualquer defeito, acompanhado das devidas precauções.

As luvas de pele ou de couro não são obstáculo, porém diminuem a sensibilidade. Por mais que se admita a possibilidade de uma prospecção com sola de borracha no calçado, pode-se dar um leve atraso ao apercebimento das sensações. Portanto, será sempre melhor suprimi-las.

Um inconveniente importante surge quando o fio que liga os dois braços de uma forquilha acaba com um nó cujas extremidades pendem (Fig. 8). Nesse caso, a corrente das ondas que entra pelos pés dos radiestesistas vai escapando-se, no todo ou em parte, pelos fios pendentes. É como se, a um fio condutor, se fizesse uma derivação num ponto qualquer do seu percurso.

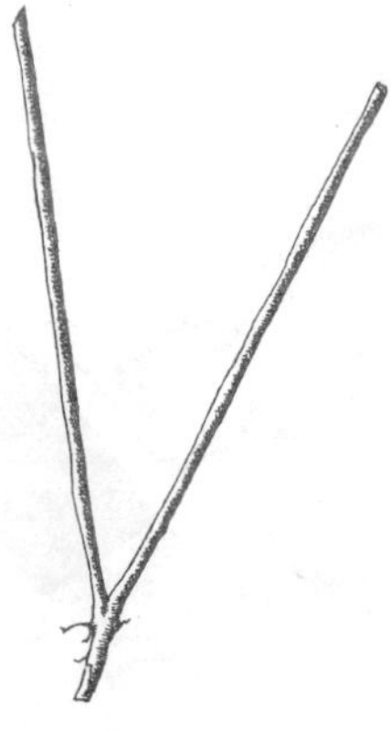

FIG. 8

Deve-se também evitar qualquer nó de barbante, ou também fixar um fio metálico num dos braços da forquilha com o fito de o diferenciar do outro (Fig. 9). Dissemos fio metálico, porém um fio qualquer, pendente, poderá produzir obstrução, por derivação de ondas.

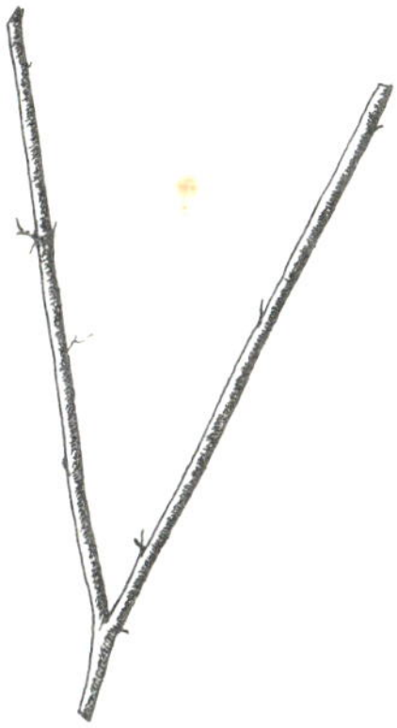

FIG. 9

Pêndulo

Outro instrumento é o pêndulo, que se compõe de uma bola ou cilindro de madeira, de vidro de cristal, de goma (*caoutchou*) de quartzo de marfim ou de metal, cujo peso pode variar de 5 a 60 ou mesmo até 100 gramas, em certas prospecções ao ar livre. Essa massa é suspensa por um fio de linho, cânhamo ou seda, cujo comprimento pode ter 40 a 50 centímetros, e ainda mais em alguns casos.

O comprimento do fio varia conforme a sensibilidade do operador, o peso da massa e o tipo e local da experiência. O comprimento do fio para um peso de massa de 10 a 40 gramas não deverá passar de uns 20 a 25 centímetros.

Fr. Padey aconselha, conforme o operador, dar ao fio o comprimento do antebraço. Para nós, trabalhando no escritório, suspendemos o pêndulo a uma altura correspondente a 9 centímetros mais ou menos, medidos da base da massa até o ponto do fio seguro pelos dedos, medida que ainda não é fixa, podendo variar segundo os casos, mesmo nas experiências em casa.

Ao ar livre, sem vento, com um peso de 12 a 15 gramas, o fio pode variar de 10 a 15 centímetros.

Com o fito de se conseguir o comprimento mais exato do fio, e que seja o conveniente para cada operador obter, do pêndulo, o máximo de precisão, recomenda-se experimentar com o instrumento suspenso acima da mão esquerda, encurtando-se ou alongando-se o fio até que o pêndulo faça seus movimentos com nitidez e máxima facilidade. Com efeito, obtida a regulagem e tão logo esteja ele suspenso, o pêndulo vai movimentando-se (I).

O sr. Henry de France, afamado radiestesista, preconiza enrolar-se o fio num pauzinho que se deixa desenrolar até que alcance o comprimento adequado ao experimentador e, com um pequeno corte na madeira do pauzinho, segura-se o fio, segundo o comprimento antes obtido (Fig. 10).

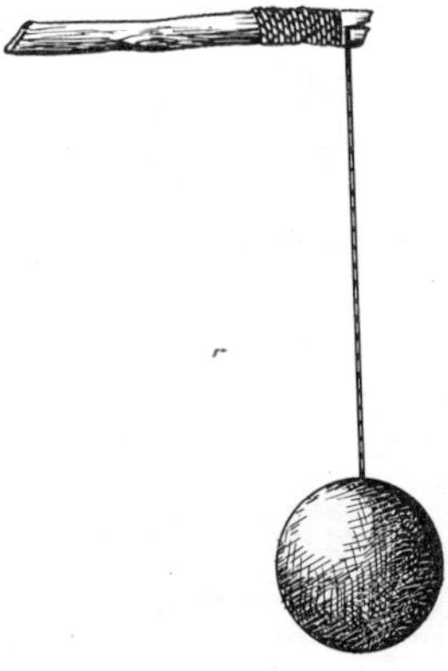

FIG. 10

Maneira de segurar o Pêndulo

Suspende-se o pêndulo segurando-o pela mão direita (salvo se o principiante for canhoto), apertando o fio com o polegar e o indicador, tendo o dorso da mão virado para cima e os outros dedos mais ou menos dobrados ou alongados.

A sobra do fio de suspensão que não for utilizada será guardada no côncavo da mão, evitando-se qualquer contato com a parte que sustenta a massa do pêndulo, ou com a testemunha, quando, numa pesquisa, se fizer uso de uma.

Para os principiantes recomenda-se de preferência o pêndulo de madeira, esférico ou cilíndrico (madeira branca), conservando sua cor natural, ou então pintado de preto (tinta nanquim). Esses pêndulos servem perfeitamente para os treinamentos e ainda para numerosos trabalhos, experiências e buscas. É o bastante que o peso da bola de madeira ou cilindro, de 2 1/2 a 3 1/2 cm de diâmetro, tenha de 12 a 15 gramas.

No fio dos pêndulos que usamos marcamos com um nó as diversas distâncias de suspensão que permitem reconhecer com o tato o comprimento desejável do fio, conforme as experiências a executar (Fig. 11).

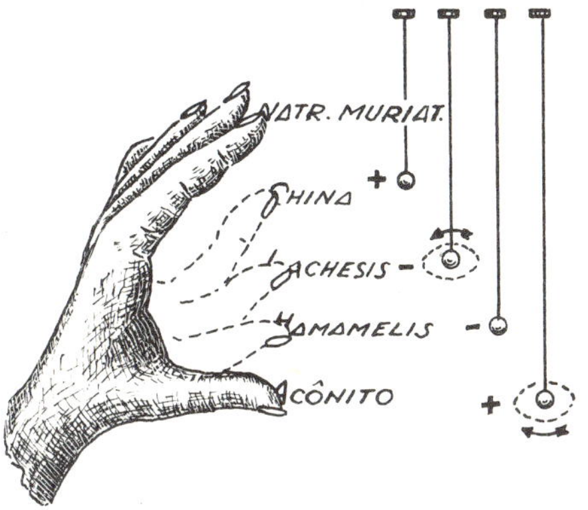

FIG. 11

Para resumir o que se refere ao pêndulo, diremos que serve qualquer massa de matéria, na forma apropriada, contanto que o peso não seja demasiado leve nem demasiado pesado, mas segundo os dados acima indicados.

Vê-se, pois, que é muito fácil para qualquer pessoa, principiante, curioso ou estudioso, fazer um pêndulo de uso pessoal (ver na Fig. 12 as diversas formas que pode ter o pêndulo, independentemente da matéria que o constitui).

Mais adiante falaremos dos pêndulos específicos e ocos para determinadas pesquisas; permitindo os últimos receber no seu interior matéria testemunha.

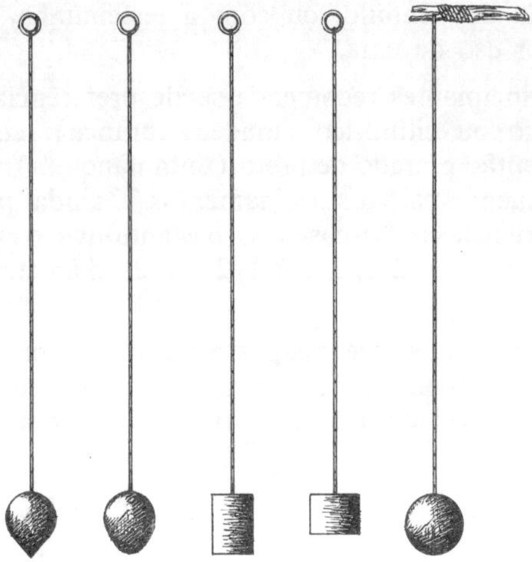

FIG. 12

Acrescentamos que cada praticante deve possuir sempre os seus instrumentos "regulados".

* * *

No uso do pêndulo, os principiantes devem, antes de mais nada, regular o comprimento do fio, fixando-se o ponto certo em que deverão segurá-lo — fato que é condição importantíssima. Para obter esse resultado inicia-se com um fio bem curto, tendo o pêndulo suspenso por cima do dorso da mão esquerda, como já foi dito (inversamente se o experimentador for canhoto); vagarosamente, deixa-se escorregar o fio até que o pêndulo se movimente.

Primeiramente, notar-se-ão algumas oscilações, balanços, que breve se transformarão em rotações que adquirirão o máximo de nitidez quando o fio de suspensão atinge o comprimento normal, que é sempre em função do peso da massa e do grau de sensibilidade do operador. Obtido esse ponto, considera-se o pêndulo como regulado. Recomendamos marcar esse ponto com um nó, para evitar qualquer hesitação ao usá-lo novamente.

No uso do pêndulo, quando tratarmos das buscas e prospecções, será preciso interpretar os dois movimentos indicados acima, o que, mais adiante, explicaremos em pormenores. Mas, desde já, diremos que logo que o pêndulo é percorrido por ondas, vibrações ou radiações, manifesta a captação, como foi dito, por oscilações ou por girações. Quando as ditas girações se dirigem no sentido dos ponteiros de relógio, são chamadas "positivas" e, quando em sentido contrário, são ditas "negativas".

O pêndulo parte sempre de um estado de repouso. Nenhuma tensão se exerce nele. São movimentos "inconscientes" e nervosos dos reflexos do operador que o influenciam, após o corpo do operador ter sido penetrado por eflúvios, ondas, vibrações, emanações ou radiações das matérias ou dos corpos que se procura estudar ou pesquisar. Diremos, pois, generalizando, que os instrumentos dos rabdomantes e radiestesistas não são mais que amplificadores, comparados aos alto-falantes da T. S. F. que, visivelmente para o operador, manifestam as sensações provadas pelo seu corpo.

Aplicamos acima cinco palavras para designar a causa que indiretamente age sobre o pêndulo e provoca seus movimentos. Uma só teria sido suficiente, mas, infelizmente, por mais que as cinco expressem bem o que se quer dizer, os radietesistas não chegaram a um acordo sobre o emprego exclusivo de uma delas. Mais adiante, utilizaremos, indiferentemente, um ou outro para não sobrecarregar nossa redação com termos sinônimos.

Como a Forquilha se mostra influenciada

A forquilha, nas mãos do rabdomante, demonstra que o corpo do operador recebe a corrente das ondas ou vibrações dos corpos usados, acrescida devido à sensibilidade nervosa do operador, por meio de movimentos bruscos, forçando-a a inclinar-se para o chão, ou a elevar-se para o ar; e até mesmo a executar, às vezes, voltas violentas e por vezes completas. Num ou noutro sentido chega mesmo a saltar das mãos do operador.

Segundo Fr. Padey, a matéria de que é feita a forquilha determina o sentido em que reage de acordo com determinado observador ou determinada matéria. Assim, para alguns, a forquilha de aveleira pode ser impelida enquanto que a de amendoeira pode ser atraída pela água; a de aço reage, para alguns, como a de aveleira; ao passo que as de cobre, de ouro e de prata movimentam-se como as de amendoeira. Não firmamos o sentido, porque este depende de polarização da pessoa. Adiante, trataremos da polaridade. À forquilha de madeira ou de metal pode-se juntar, no ponto de reunião dos dois braços, uma parte enrolada em solenóide, tornando-se assim mais sensível; o mesmo acontece com uma forquilha de madeira verde, que fica mais sensível se se lhe conservam as respectivas folhas (Fig. 13).

A forquilha e o pêndulo movimentam-se, sem dúvida alguma, mas não faltará quem acuse o operador, ou queira saber o porquê desses movimentos.

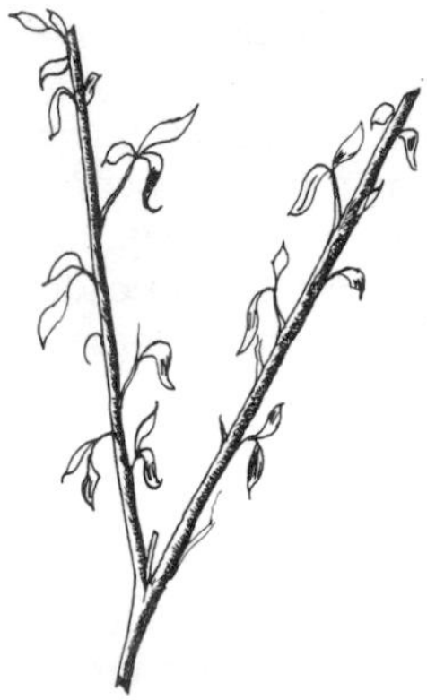

FIG. 13

Nosso globo é percorrido por correntes elétricas que chamamos "correntes telúricas". Essas correntes condensam-se em matérias ou corpos bons condutores, e também em outras matérias e outros corpos cuja condutibilidade é menor, carregando-os em quantidades menores. Essa diferença produz queda de potencial no percurso das linhas das correntes e manifesta-se de modo sensível na distribuição do "campo elétrico". Disso resulta que o operador registra e constata as deformações do campo elétrico, deformações que produzem modificações muito sensíveis em nosso sistema nervoso, por efeitos de indução e das ondas eletromagnéticas. Forquilha ou pêndulo, operando como amplificadores de reflexos, tornam mais sensíveis esses efeitos e permitem-nos interpretá-los.

No último capítulo deste manual, damos uma teoria nossa quanto às girações do pêndulo e as oscilações da forquilha.

Não há, pois, tanto nos movimentos do pêndulo quanto nos da forquilha nada de mágico nem de extraordinário. É o corpo humano que desempenha, por meio do sistema nervoso, o papel de aparelho de T. S. F. Desse modo, explicam-se cientificamente os movimentos da forquilha e do pêndulo.

CAPÍTULO II

POLARIDADE

Antes de prosseguir, convém dar, desde já, algumas explicaçõe sobre a polaridade humana.

Todas as pessoas não são igualmente polarizadas. Isso é um fato. Há autores, como Frei Benoit Padey, que atribuem essa diferença a um estado físico das pessoas, nas quais existe, de modo aparente ou não, uma diferença anômala no esqueleto, como, por exemplo, o fato de uma das espáduas ser algo mais alta. O mesmo pode-se dar com os quadris. Essas anomalias têm influência sobre a polaridade das pessoas, e Fr. Padey insiste que, contrariamente à opinião geral, a polaridade depende menos de um estado nervoso que de um estado anatômico.

É sabido que para estar alguém apto a perceber as radiações deverá ser dotado de certa sensibilidade nervosa. Mas o grau necessário encontra-se hoje, muito comumente, na maioria das pessoas. No entanto, a verdadeira condição é a existência de uma simetria perfeita na armação óssea, em relação à espinha dorsal. Se, ao contrário, houver assimetria, ela poderá interessar a parte alta ou baixa do corpo, traduzindo-se pelo fato acima exposto, segundo Fr. Padey.

Dessa anomalia resulta que a pessoa por ela afetada tem polaridade diferente das demais, embora se admita que o homem pode ser polarizado positiva ou negativamente, isto é, que as relações percebidas com um mesmo instrumento, por dois observadores de polaridade diferente, são semelhantes, porém de sinais contrários.

Segundo o Prof. Bosset, a teoria da polaridade humana apóia-se em considerações muito diferentes, cuja exposição não cabe fazer neste pequeno Manual. Mas, como é sempre da maior importância para o radiestesista conhecer o que o afeta pessoalmente, vamos expor o método mais rápido de evidenciá-lo, segundo o Sr. René Lacroix, valendo-nos para esse fim de um pêndulo preto ou neutro.

MULHER — Polaridade normal. Girações no dorso da mão direita e palma da esquerda; oscilações no dorso da mão esquerda e palma da mão direita.

HOMEM — Polaridade normal. Oscilações no dorso da mão direita e na palma da mão esquerda; girações no dorso da mão esquerda e palma da mão direita.

Como se vê, a polaridade feminina é o inverso da masculina.

Uma foto, uma assinatura, uma escrita, dão normalmente oscilações por polaridade masculina; girações por polaridade feminina.

Não exporemos as conseqüências dessas diferenças de polaridade na união dos sexos (II), diferenças que parecem ter, segundo observações feitas, uma grande importância. Mas, apenas para estabelecer aqui as razões pelas quais existem, diremos: às vezes, nas experiências radiestésicas, aparecem diferenças de sinais nos resultados obtidos, os quais vêm comprovar por que, para uns, o pêndulo gira positivamente e para outros negativamente sobre um mesmo corpo. Quando se constatam tais diferenças entre dois observadores, numa mesma experiência, é porque um deles é polarizado positivamente e o outro negativamente.

Aí está a importância de cada radiestesista conhecer bem seu estado de polaridade, a fim de poder interpretar exatamente as reações que, nas suas mãos, o pêndulo executa. Essa ignorância deu lugar e ainda pode dar, para quem não está prevenido, a numerosos enganos.

Não é indiferente que o principiante tenha ou não idéia do que seja a polaridade humana. Pelo antecedente, conclui-se que esse conhecimento permitirá explicar e interpretar diversas anomalias ou fenômenos que de início parecem incompreensíveis e inexplicáveis.

Aí está a explicação principal que vem em apoio dos casos em que se nota diferença nos sinais anunciados por diversos radiestesistas que dão a certos corpos sinal positivo, quando outros radiestesistas lhes dão sinais negativos.

É provável também que as cifras de série, por essa mesma causa, possam ser alteradas, e às vezes diferenciar-se muito das comumente determinadas por operadores normalmente polarizados. O mesmo pode acontecer com os raios fundamentais. Como exemplo, citaremos alguns casos.

Essas diferenças não poderiam ser explicadas, se não existisse polaridade diferente, a não ser no caso de grande diferença na sensibilidade nervosa dos autores, ou em condições diversas, quer no método adotado quanto à contagem quer no ambiente, devido às influências eletromagnéticas na ocasião das experiências, que intervêm e exercem no local uma espécie de pressão ou ação contrária.

TABELAS DEMONSTRATIVAS DAS DIFERENÇAS NAS CIFRAS DE SÉRIE E NOS RAIOS FUNDAMENTAIS APRESENTADOS POR ALGUNS CORPOS, SEGUNDO DIFERENTES AUTORES

CORPOS	AUTORES	CIFRAS DE SÉRIE	RAIO FUNDAMENTAL
Alumínio	Abbade Mermet	7	75° N.E.
	Prof. Bosset	9	" "
	René Lacroix	20	10° S.E.
Prata	Abbade Mermet	6	E.
	René Lacroix	10	"
	Prof. Bosset	10	"
	Fr. Padey	412	"
Iodo	Abbade Mermet	18	E.
	Prof. Bosset	110	"
	René Lacroix	14	20° S.W.
Cobre	Abbade Mermet	7	45° S.W.
	Prof. Bosset	6	" "
	René Lacroix	6	S.
	Fr. Padey	175	45° S.W.
Sódio	Abbade Mermet	12	N. geogr.
	Prof. Bosset	40	45° S.W.
	René Lacroix	18	N.
Chumbo	Abbade Mermet	21	60° N.W.
	Prof. Bosset	"	" "
	René Lacroix	11	" "
	Fr. Padey	179	" "
Magnésio	Abbade Mermet	11	N. geogr.
	Prof. Bosset	3200	N.
	René Lacroix	"	"

CAPÍTULO III

USO DA FORQUILHA

Nas páginas precedentes descrevemos a forquilha e o pêndulo e indicamos a maneira fácil de confeccioná-los; o modo de regular o pêndulo quanto ao comprimento do fio de suspensão e a maneira de segurar esses dois instrumentos.

Vamos prosseguir agora ensinando o seu emprego.

Uso da Forquilha

Empunha-se a forquilha como já foi explicado e, com ela, anda-se devagar na posição representada na (Fig. 14). Logo que o operador entrar "num campo de influência", de radioatividade ou eletromagnético, a forquilha será atraída para o chão ou sofrerá uma repulsão. Esses movimentos, que se traduzem por saltos, são os prenúncios de que existe uma corrente de água subterrânea ou um minério que, desprendendo radiações, vão (penetrando o corpo do operador) manifestar-se logo no "amplificador", isto é, na forquilha, e anunciam que naquele instante captou-se uma linha de força.

Tais exercícios seriam muito proveitosos se fossem executados no campo; porém, isto nem sempre é possível. Não obstante, num pequeno quintal por onde passe uma canalização de água, pode-se fazer com êxito essa mesma experiência.

Igualmente, o principiante poderá exercitar-se experimentando atravessar da mesma maneira uma corrente elétrica (III): a forquilha manifestará os mesmos movimentos. Esses exercícios têm por finalidade desenvolver e exercitar a sensibilidade do principiante.

A água atrai a forquilha. A sua ponta abaixa-se ao cortar a linha vertical da corrente de canalização. Nessa experiência, o principiante poderá dar-se conta dos fenômenos que movimentam o seu instrumento.

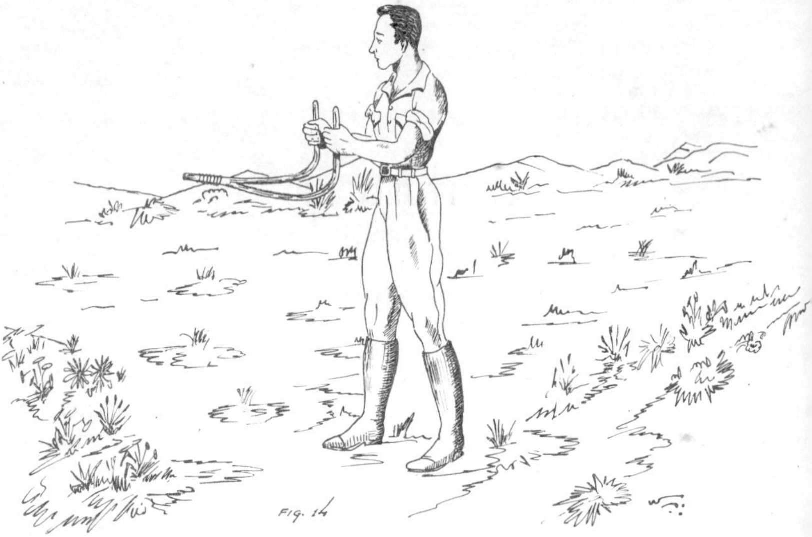

Os mesmos exercícios devem ser executados também com o pêndulo. São estes os exercícios preparatórios que terão de ser repetidos para as buscas de água e de minério ou para qualquer outra prospecção no terreno.

Há autores que recomendam exercitar-se inicialmente com o pêndulo por ser este instrumento de manejo mais fácil. Participamos dessa opinião; porém, deixamos a escolha à vontade do estudante.

Com a forquilha, as primeiras dificuldades que podem surgir aos principiantes são rapidamente superadas. O essencial é saber empunhá-la bem. Os maus resultados que de início se produzem são devidos a essa causa, quando não provêm do próprio instrumento, cuja confecção não preencheu as condições exigidas para o seu bom funcionamento.

Ao cortar uma canalização de água, a ponta da forquilha, como ficou dito acima, deve abaixar-se como se fosse atraída. O mesmo fenômeno dar-se-á quando alguém passar por cima de uma corrente elétrica. Deve-se andar devagar, numa direção perpendicular à corrente. Quando se chegar na vertical e o instrumento der um salto brusco, o fluido radioativo terá penetrado e atravessado o instrumento.

Pode suceder que o salto alcance 25 a 50 cm, ou muito mais, após atravessar a canalização. É um caso que amiúde se dá com os principiantes. Mas, com treino, essa irregularidade desaparece. Pior se o salto se desse antes de alcançar a vertical — um sinal certo de que a auto-sugestão imperava no operador.

Se essas primeiras experiências não derem resultados positivos, o principiante não deverá desanimar. Repeti-las-á até obter êxito. A pessoa triunfa graças ao treinamento, à tenacidade e a muita força de vontade. O principiante poderá também exercitar-se fazendo a seguinte experiência: colocar no chão uma massa metálica ou um mineral qualquer, bem alumiado por um raio de sol; apresentar a ponta da forquilha adiante, como se fosse para atravessar esse raio; ao se chegar a ele, produzir-se-á um salto da forquilha. Caso seja necessário, pode-se fazer essa experiência, tendo na mão esquerda e aplicado ao braço o instrumento, um pedacinho da mesma massa metálica, ou do mineral exposto ao sol. (Ver a mesma experiência feita com o pêndulo e o raio solar).

As experiências de treinamento devem ter duração relativamente curta, 25 a 30 minutos no máximo em cada dia, para não cansar. Se de início se obtiverem maus resultados, não se deve desanimar. Há casos em que principiantes levaram mais de dois meses para se adaptar e desenvolver a sensibilidade do manejo da forquilha, até obter resultados sérios em suas experiências.

Uso do Pêndulo

Considera-se o instrumento já regulado, e em correspondência, conforme o peso da massa e o comprimento do fio de suspensão, com o grau de sensibilidade da pessoa que dele vai fazer uso. Essas condições são indispensáveis, ou melhor, são as primeiras que o principiante deve preencher.

Suspenso o pêndulo acima de uma lâmpada acesa, o instrumento logo se virará. Sendo retirado aos poucos, a giração continuará se o operador levar seu braço esquerdo, com a mão aberta, para a direção da lâmpada; porém, elas cessam logo, desde que se abaixe a mão.

Essa experiência vem demonstrar que o braço estendido para a lâmpada serve de "antena".

Para praticar o treinamento em casa, o principiante deverá possuir um ímã reto e outro de ferradura, uma pilha de lâmpada de bolso e uma bússola.

Exercícios com os dois ímãs — A agulha da bússola e com o Yn-Yang

O ímã de ferradura. Tendo este à sua frente, com as pontas voltadas para a direita, aproxime-o vagarosamente da massa do pêndulo e a prumo da extremidade esquerda da perna mais próxima, distante um centímetro do ímã; dirija-o lentamente para a extremidade da mesma perna, sempre a um centímetro do imã, até sair 5 a 6 cm. além da vertical do pólo magnetizado. Essa operação poderá ser recomeçada várias vezes. A um dado momento, o operador terá a impressão de que a massa do pêndulo — não a magnética — experimenta uma resistência, e que, não se achando mais a prumo, sentir-se-á, levada fortemente pelo próprio peso, a tomar a posição normal. Nesse movimento brusco, ela vai além, mas no sentido inverso. E nesse equilíbrio instável, voltará a fazer o movimento precedente, iniciando-se assim o movimento oscilatório do instrumento que não mais se interrompe. Todavia, essas oscilações não se produzem senão no pólo Norte e a sua tendência é de ampliar-se.

Prospetando-se o pólo Sul da maneira acima indicada para o pólo Norte, o pêndulo achará um ponto situado a um terço do comprimento dessa mesma perna (pólo Sul) que dará a impressão de maior leveza, e lhe fará tomar um movimento vibratório de balanceamento rápido e nítido, porém perpendicular à perna. Essas oscilações tomarão logo grande amplitude e terão as mesmas características notadas na perna do pólo Norte.

Obtém-se outro movimento no campo do meio círculo do ímã. Nessa parte, o pêndulo dá girações negativas, isto é, inversas ao do movimento dos ponteiros de um relógio.

Continuando a experiência com os ímãs, quer o de ferradura quer o reto, observa-se o seguinte: a prumo do pólo positivo de um ímã, o pêndulo dá girações positivas e no pólo negativo, girações negativas.

Acima de um ponto da perna positiva, a partir do primeiro terço do comprimento desta perna, o pêndulo dá oscilações longitudinais; e na perna negativa, um ponto que regula o terço do comprimento da perna, medido desde sua extremidade, o pêndulo dá também oscilações, porém transversais, isto é, perpendiculares à perna.

Nas experiências com a bússola, observamos girações positivas na ponta Norte da agulha, e negativas na ponta Sul.

O ímã, posto horizontalmente num vaso e coberto de terra, e prospetado com o pêndulo a uma distância de 5 a 10 cm acima, dá

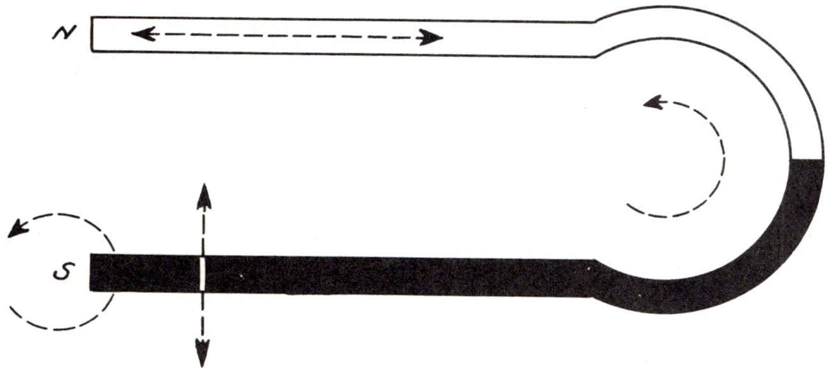

FIG. 15

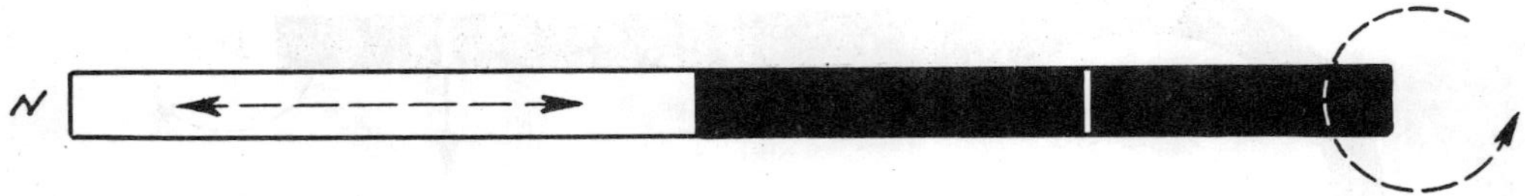

FIG. 16

girações positivas, isto é, no sentido da marcha dos ponteiros do relógio.

Essas experiências para o treinamento dos principiantes foram indicadas e recomendadas pelo Sr. René Lacroix a l'Henri, em seu Manual.

As experiências feitas com os ímãs ou com a bússola devem ser feitas com o pêndulo não-magnético. Escolhe-se de preferência pêndulos de madeira, de cor natural ou pintados de preto. Os de ebonite, de quartzo de vidro (cristal) e de marfim são também recomendados.

Numa pilha de bolso, elemento de lâmpada comum, o sinal positivo está sempre na lâmina mais curta e o sinal negativo na mais comprida.

O treinamento far-se-á como para o ímã, aproximando-se lentamente o pêndulo de cada lâmina; os movimentos do pêndulo serão em oscilações perpendiculares à lâmina maior e paralelas à mais curta. Entre os dois pólos, isto é, entre as duas lâminas, o pêndulo girará negativamente.

Para o bom êxito dessas experiências, convém executá-las de pé ou sentado, porém observando que os pés descansem completamente no chão, evitando o cruzamento das pernas. Nem assoalho nem tapete constituem empecilhos.

O ímã reto dá-nos as mesmas reações que as da agulha da bússola, pois, no seu prolongamento da ponta Norte, e a 2, 3 e 4 centímetros de sua extremidade, o pêndulo dá oscilações como as do ímã.

Apesar de essas constatações não proporcionarem nada que seja realmente proveitoso, os resultados não deixam contudo de excitar a curiosidade, proporcionando aos principiantes meios de exercitar a sensibilidade e desenvolver o treinamento.

Essas experiências levaram-nos a observar que, na falta de bússola e de ímã, esses objetos podiam ser substituídos por uma representação em papelão (IV).

Neste caso, o pólo negativo do ímã e o pólo sul da agulha devem ser pintados de preto, ficando em branco o pólo oposto. Ver as figuras 15, 16, 17 e 18.

Explorando com o pêndulo neutro e preto os quatro objetos assim representados, obtemos as indicações marcadas nas figuras, e que foram deixadas pelas reações do pêndulo.

Dessas comprovações tiramos as conclusões seguintes: "o pêndulo ressente e capta as mesmas radiações que as emitidas pelos pró-

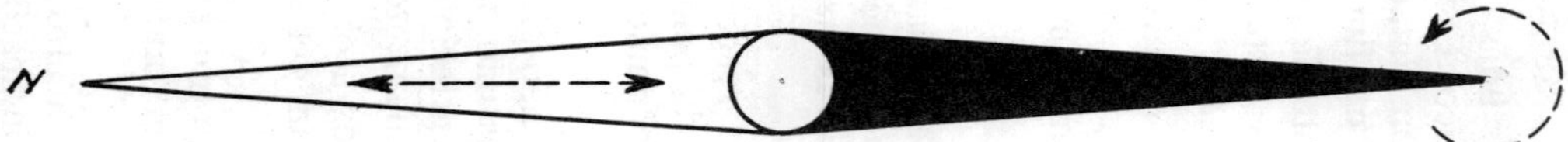

FIG. 17

prios objetos; isto é, as da agulha da bússola e as dos ímãs reto e de ferradura.

Aconselhamos aos estudantes que não dispõem nem de bússula nem de imã substituírem esses pequenos aparelhos por outros similares em papelão, pintando de preto a ponta Sul da agulha e o pólo negativo dos ímãs.

Representamos os elementos de uma pilha elétrica de bolso, de uma lâmpada comum. O pêndulo neutro, branco ou preto, oscila acima das lâminas: perpendicularmente à mais comprida, que é o pólo negativo, e paralelamente à mais curta, e que constitui o pólo positivo. Entre as duas lâminas, o pêndulo gira negativamente.

O esquema da figura 19 é o mesmo conseguido com os verdadeiros elementos da pilha e fornece, ainda, mais uma prova de que o grafismo de um objeto produz as mesmas reações que ele próprio.

O Sr. René Lacroix apresenta no seu Manual uma espécie de brinquedo chinês que por nossa vez reproduzimos na fig. 18, chamado YN-YANG. Consiste na representação gráfica de dois bichos imaginários, pegados um ao outro, em posição oposta. Um deles é pintado de preto, deixando em branco o que simula o olho; o outro permanece branco, com o olho indicado por um pequeno círculo oval. Esse desenho, assaz curioso, reproduz, conforme as reações do pêndulo, o campo magnético de uma bússola.

A que serão devidas essas radiações?

O YN-YANG representa, no Celeste Império, os princípios justapostos do calor e do frio. Merece contudo nossa atenção devido às reações que provoca no pêndulo, quando este fica suspenso acima do olho do bicho preto.

Nessa posição, constatamos oscilações muito nítidas e acima do olho do bicho branco, rotações negativas.

Se colocarmos o YN-YANG de modo que os bichos fiquem situados numa posição horizontal, entre a agulha e o ímã reto, observaremos que nas Figuras 15, 16, 17 e 18 o campo magnético será o mesmo para os quatro. Para essas experiências, o YN-YANG pode substituir a bússola.

Levando mais adiante nossas experiências, notamos que a força das radiações emitidas pelo preto e pelo branco são as únicas forças

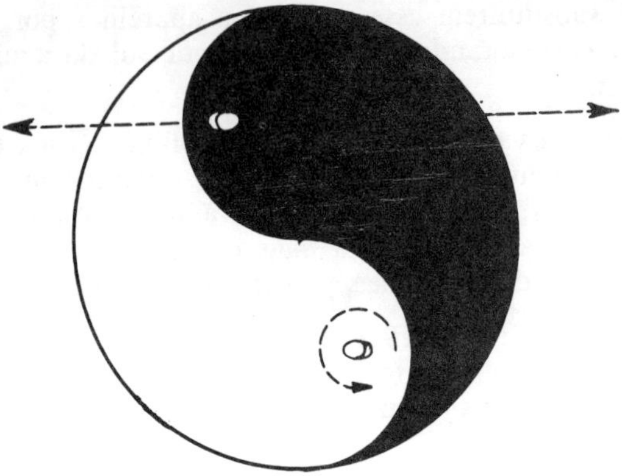

FIG. 18

que agem no pêndulo e que afetam os reflexos do operador, sendo que os objetos representados em nada cooperam com as reações do instrumento.

São as cores branca e preta que, pelas suas ondas, determinam os movimentos do pêndulo: oscilações ou rotações e o sentido em que se manifestam, independentemente da forma e da matéria com que possam ser feitos os objetos da experiência.

Conclui-se, portanto, que as cores preta e branca ocasionam: a primeira, girações negativas e a segunda, girações positivas, sejam quais forem a forma do corpo, o objeto representado e a sua matéria.

As radiações dessas duas cores são muito poderosas, posto que são empregadas nas neutralizações em que foi notado o poder absorvente e destruidor das demais radiações que emanam com sua proximidade.

Mas o que surpreende e força a admiração é que sobre os próprios objetos: agulha, bússola, ímã reto e recurvado, as reações do pêndulo são as mesmas, e no mesmo sentido que os obtidos com os substitutos de papelão.

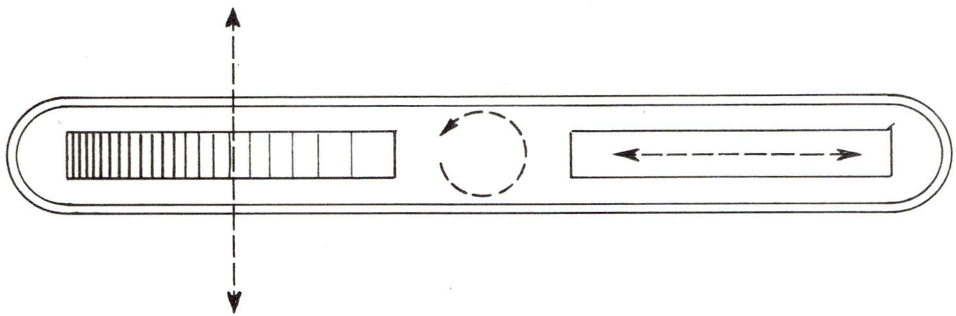

FIG. 19

Reação do Pêndulo sobre o emblema coreano

O YN-YANG chinês, colorido de vermelho e azul, é a insígnia central, ou melhor, a parte principal da bandeira coreana. Ignoramos a significação desse emblema (Fig. 20).

Constatamos somente que o pêndulo reage acima dele de modo diverso ao do YN-YANG chinês. Atribuímos essa diferença às cores.

O YN-YANG é branco e preto — duas cores neutralizantes — enquanto que o emblema coreano é azul e vermelho. Lembramos aqui que os efeitos neutralizadores das cores são bastante fracos se comparados aos do branco e sobretudo do preto. Mas essas cores não desempenham na bandeira coreana uma tal finalidade.

Para o pêndulo, neste caso, a forma do desenho não tem influência nenhuma. O instrumento reage devido à ação das cores. O vermelho dá girações positivas e o azul negativas. Disto tiramos prova com os dois pequenos retângulos ao lado, um azul e outro vermelho, os dois dando girações positivas (Fig. 21).

No YN-YANG, são as reações do branco e do preto que agem sobre o pêndulo. Mas o que o YN-YANG apresenta de curioso é que o pêndulo gira negativamente acima do preto e positivamente acima do branco e que somente a parte que representa o olho dos dois bichos abraçados, ambos brancos, provoca radiações diferentes, radiações que o pêndulo traduz por oscilações acima do olho do preto e por girações negativas acima do olho do branco.

Com o YN-YANG, o olho do bicho preto dá oscilações em qualquer posição. No emblema coreano, o olho de cada bicho dá girações diferentes: no olho do vermelho as girações são positivas e no do azul elas são negativas.

Lei dos Semelhantes

Essa lei expressa-se, em geral, dizendo que as radiações emitidas pelos diferentes corpos são tais que "as semelhantes se repelem" (Fr. Padey).

Vê-se, desse modo, que as radiações que emanam dos corpos se comportam como na Eletricidade, isto é, que as cargas elétricas de idêntico sinal se repelem e que as de sinal contrário se atraem.

Se um pedaço de aço estiver no chão, uma forquilha de aço colocada acima dele será repelida. O mesmo se daria se a experiência se fizesse com um pequeno lingote de prata ou de ouro, aplicando-lhes uma forquilha de prata ou de ouro.

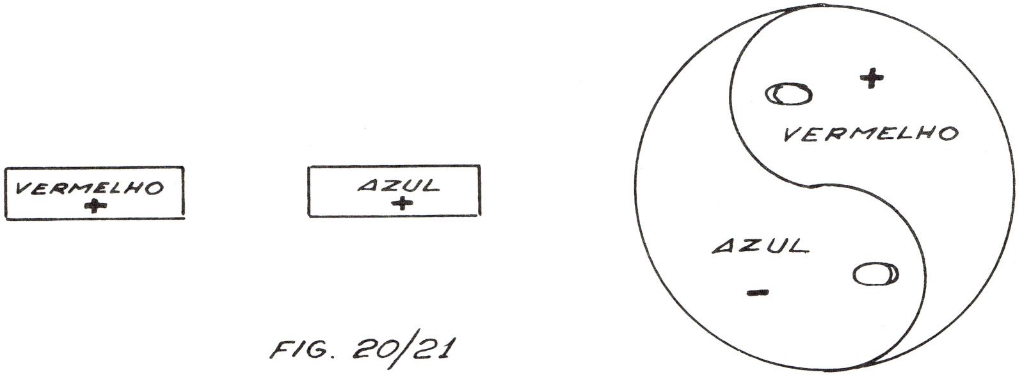

FIG. 20/21

O mesmo se daria, também, se substituímos as forquilhas de aço, de prata e de ouro por forquilhas de aveleiro ou de qualquer outra madeira.

Como se comprova e se dá na prática, há alguns corpos diferentes cujas radiações se avizinham, e que facilmente podem-se confundir. A lei dos semelhantes fornece os meios de reconhecer, sem erro possível, qual é o corpo em estudo.

Mas, tratando-se aqui do uso da forquilha, convém lembrar que, conforme a polaridade das pessoas, as atrações e as repulsões não podem ser as mesmas para todos os operadores; aliás dá-se o mesmo com o pêndulo.

Impõe-se uma observação da mais alta importância.

"Trabalhando, quer com a forquilha, quer com o pêndulo, para ter maior certeza, ou para comprovar certas operações, faz-se uso de "testemunhas" de que mais adiante falaremos. Tratando-se, por exemplo, da prospecção de um metal, não há dúvida de que, se um pedaço desse mesmo metal for empregado como testemunha, verifica-se que as ondas radioativas lançadas pelo metal buscado vêm juntar-se às ondas "semelhantes" emitidas pelo metal "testemunha", guardado na mão ou incluído no interior de um pêndulo oco, e que, por se reforçarem mutuamente, essas ondas agem mais intensamente sobre o pêndulo cujos movimentos se afirmam mais nitidamente e com maior energia, comprovando-se uma atração entre as ondas emitidas pelos dois focos diferentes: o do metal "testemunha", guardado na mão, e o do outro, ainda oculto debaixo das camadas geológicas que se procura descobrir.

Esse é o caso que se repete constantemente, e sempre em condições idênticas, sem que, numa busca ou prospecção, se faça uso de "testemunha", o que viria aparentemente contradizer o que acima foi enunciado quanto à lei dos semelhantes.

A explicação que se pode dar dessa aparente contradição, observada por um principiante estudioso, é a seguinte: as ondas captadas e denunciadas pelo pêndulo são emanações radioativas que atravessam o "aparelho em T. S. F. humano" do operador, levadas por ondas eletromagnéticas (ondas portadoras) que possuem as duas eletricidades; e que, no momento da aproximação das ondas, emanadas da parcela de metal que constitui a "testemunha", as eletricidades de uma parte se unem com as de outra; o fluido positivo de uma combina-se com o fluido negativo da outra, pela própria atração que resulta da presença de dois fluidos de sinais diferentes, e essa atração das radiações da matéria buscada e da "testemunha" de que se valeu para a prospecção é ininterrupta.

Assim fica explicada e comprovada a existência real da lei dos semelhantes, tal qual foi enunciada no princípio deste capítulo.

Para completar, acrescentamos o seguinte: na referida lei, admite-se que os corpos semelhantes se repelem como acontece, na Eletricidade, com os pólos de mesmo nome ou sinal. Também no magnetismo terrestre, os pólos de mesmo nome se repelem e os de nome contrário atraem-se.

Entretanto, quando em radiestesia se faz uso de uma "testemunha" numa prospecção, parece que é o inverso que se manifesta, como já fizemos observar: dois corpos de composição similar têm tendência para atrair-se, tal como parece acontecer quando, com um pedaço de prata ou uma moeda de prata na mão, alguém prospecta um minério de prata e a "testemunha" atrai as radiações do minério procurado. Fenômeno que daria para acreditar que são os semelhantes que se atraem.

E, como temos observado, o Abbade de Vellemont, na sua "Física Oculta", expressa-se dizendo que "juntamente com a forquilha na mão, se o operador tiver um pedaço do metal que se busca, somente em relação a esse metal é que a forquilha se movimenta, abaixando-se sobre ele".

Pode-se estabelecer como regra geral que a forquilha e pêndulo, acompanhados na mão do operador que tem sobre si um pequeno pedaço do minério em prospecção, só manifestam reações sobre as jazidas desse minério, de modo mais ou menos intenso, mas única e exclusivamente sobre ele.

Fr. Padey explica o caso referindo-se aos corpos negativos ou positivos que atraem ou repelem a forquilha, sendo esta positiva ou negativa, e diz que o fenômeno de atração ou de repulsão é igual ao que se passa com a eletricidade, sendo que os corpos eletrizados negativamente atraem os eletrizados positivamente, e vice-versa.

Admitindo a divisão dos corpos e matérias em positivos e negativos, e portanto a mesma divisão para forquilhas e pêndulos, encaramos a similitude dos corpos e suas respectivas atrações e repulsões entre si, segundo outro ponto de vista, cujo resultado final, entretanto, em nada modifica o que ficou reconhecido a princípio, embora, teoricamente, tivesse sido apresentado sob outro ponto de vista, como já foi dito.

Tem-se como fato incontestável que tudo quanto existe na Natureza é animado de movimento vibratório, e espalha ao seu redor, no espaço, radiações captadas graças ao pêndulo e à forquilha, e que se tornam sensíveis para os radiestesistas. Mas, sabe-se também que todos os corpos que existem na Natureza, e que são classificados em 8 grandes famílias, são compostos de átomos, cujo núcleo está rodeado por satélites que giram ao seu redor com grande velocidade, originada da poderosa força centrífuga de que são animados. Esses satélites são os elétrons.

Os corpos, segundo a classificação de Mendeleef, estão assim constituídos: os da 1.ª família têm um só elétron por satélite; os da 2.ª família têm dois; os da 3.ª, três, os da 4.ª quatro, etc., e, finalmente, oito, os da oitava família.

Esses elétrons, devido à força centrífuga que possuem, vão escapando rapidamente e são substituídos por outros continuamente. Essa emissão de elétrons é, pois, ininterrupta, e só acaba com a matéria do corpo que a fornece.

Os corpos semelhantes que o operador conserva na mão, em suas prospecções, também, por sua vez, como é natural, expelem elétrons que têm a mesma fonte que o mineral pesquisado, visto pertencerem ambos à mesma família.

Os elétrons de todos os corpos de qualquer família são eletrizados negativamente. Mas esses corpúsculos de tamanho infinitesimal, quando chegam a certa proximidade dos corpos eletrizados como eles, ou de outros elétrons de mesma origem, desdobram sua eletricidade, sendo que a parte positiva enfrenta a parte negativa de um outro. E assim, quando a distância que os separa não oferece mais resistência, realiza-se a atração dos dois elétrons, produzindo-se a pequena centelha que, em seguida, determinará a neutralidade da eletricidade de cada um.

Portanto, numa prospecção, os elétrons, partindo do metal ou do minério prospectado, e lançados no espaço, ao se encontrarem com os que saem da "testemunha", produzem múltiplas e contínuas séries de atrações, com recomposição do fluido neutro; atrações que reagem no sistema nervoso do operador (que as recebe inconscientemente) e, depois, agem sobre seus reflexos, transmitindo à forquilha um movimento de cima para baixo, e imprimindo ao pêndulo um movimento giratório.

O movimento de abaixamento da forquilha, tanto quanto as girações do pêndulo, positivas ou negativas, é devido, sobretudo, à polaridade do operador.

Participam da produção do fenômeno, ao mesmo tempo, a influência positiva ou a negativa da matéria que entra na confecção do instrumento, dependendo ainda da influência positiva ou negativa do corpo pesquisado.

Essa teoria decorre da eletricidade estática e atmosférica que se expande na superfície de todos os corpos uma vez eletrizados. Quando estala a centelha elétrica entre dois corpos (nuvem e terra), árvores ou campanário, produz-se a decomposição dos fluidos elétricos. Os fluidos de nomes contrários, positivos ou negativos (eletricidade vitrosa ou resinosa), separam-se, e os de nome ou sinal contrário, ao se encontrarem, realizam então a centelha (Raio) quando é propícia a distância que os separa, distância que é função da carga elétrica da nuvem — e os dois fluidos recompõem o fluido neutro que antes existia (Fig. 22). Mas, no caso dos elétrons, o fenômeno é constante, não cessando senão quando acaba a matéria que compõe os corpos; e, sem cessar, sem a menor interrupção dos átomos, os elétrons são expelidos do núcleo atômico, e giram ao seu redor, até que a força centrífuga de que são animados os afaste cada vez mais do ponto de origem.

Para nós, é assim que julgamos o fenômeno de atração e de repulsão que se produz entre corpos similares, e cuja descoberta proporcionou-nos o grande recurso de nossas prospecções; o emprêgo das "testemunhas" (Fig. 23).

Quanto aos elétrons, nada se sabe de sua estrutura e dimensões lineares. Na sua obra "Les ondes et les electrons", M. Pierre Bricourt escreve: Por falta de dados experimentais sobre a estrutura do elétron, atribuímos-lhe uma simetria esférica".

Atribuindo ao elétron a forma de uma esfera com carga elétrica superficial, sua carga elétrica seria, no átomo do hidrogênio, de valor igual ao do núcleo; sua massa seria contudo 1845 vezes mais leve que a do núcleo do hidrogênio; e quanto ao peso, seria ínfimo: um milhão de bilhões de elétrons não pesariam mais que um milésimo de miligrama. De oude saiu essa observação do professor Millikan: "É claro que, do ponto de vista prático, esses algarismos demonstraram que se "pode descuidar completamente das dimensões do elétron, e considerar tais corpúsculos como simples cargas pontuais".

Quanto à radiestesia, se ela considera as radiações como corpúsculos, ou cargas eletromagnéticas que escapam dos corpos, eles, certamente, são quanto às suas dimensões muito mais diminutos que os mesmos elétrons, e, dadas as suas trajetórias, ao escaparem das matérias, como aqueles, sua forma tem de ser também esférica. Assim, eles gozariam de propriedades análogas às dos elétrons. Possuindo como eles uma carga elétrica, cuja natureza está conforme a

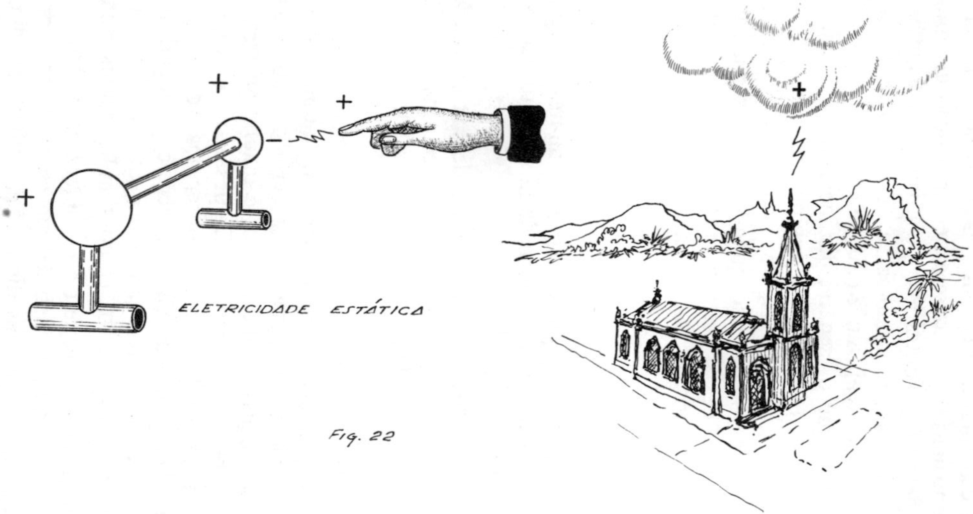

Fig. 22

ESQUEMA DANDO UMA IDÉIA DA PRODUÇÃO DOS ELECTRONS EXPELIDOS DE UM NÚCLEO ATÔMICO, E DO SEU ENCONTRO COM OS PROVENIENTES DOS ÁTOMOS DA TESTEMUNHA

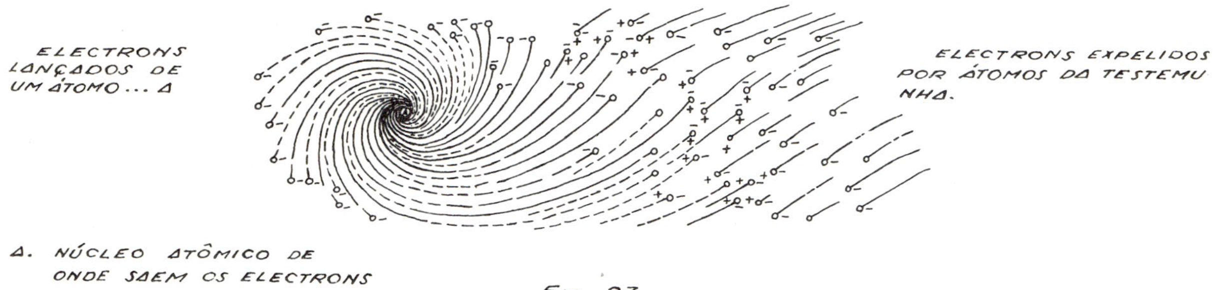

FIG. 23

sua origem, isto é, conforme os corpos que as lançam no espaço (radiações), essa eletricidade será ou vitrosa ou resinosa, e determinará o sentido das girações do pêndulo.

Ondas entre corpos semelhantes

As ondas semelhantes que existem entre os corpos permitem a sua identificação, quando as cifras de série forem as mesmas ou deixarem uma dúvida.

Diversos meios conhecidos são empregados, como o das cifras de série, o do raio fundamental e o do raio solar ou plano solar.

O minério de estudo deve ser colocado entre o sol e o operador. Para a identificação de dois minérios entre si, serão colocados no plano solar a uns oito ou dez centímetros um do outro. Serão idênticos se o pêndulo girar sobre ambos no mesmo sentido, sobretudo quando se conservar o dedo esquerdo em antena, apontando o primeiro que é conhecido e que nessa experiência serve de "testemunha". Tem-se, assim, uma confirmação séria da identificação dos dois minérios.

Utilizando o pêndulo oco com "testemunha" ele gira ao sul de um corpo semelhante à testemunha.

Outro processo consiste no emprego da bússola ou do ímã. Coloca-se a amostra frente ao pólo norte, a uns dez ou doze centímetros. Passando entre os dois com o pêndulo oco, regado da "testemunha", carregado e bem regulado, o instrumento girará, no caso de a 'testemunha' e a amostra serem da mesma natureza, ao cruzar a linha que une a ponta norte à amostra.

Dois objetos ou corpos idênticos, do mesmo metal, colocados a 30, 40 ou 50 centímetros de distância um do outro, ao se passar a ponta da forquilha entre ambos, ela dará um salto, quer estejam os objetos colocados na mesma linha horizontal, quer não.

É isto, também, uma confirmação da lei dos semelhantes. Repetindo-se com o pêndulo, este deverá dar giros positivos. Recomenda-se diminuir gradativamente a massa dos objetos; dessa maneira, o principiante aperfeiçoar-se-á vagarosa mas seguramente, desenvolvendo a sua sensibilidade.

Notar-se-á também que, aumentando uma das massas de metal por um acréscimo do mesmo metal, ainda que seja com uma quantidade muito pequena, as girações que se manifestavam em todo o comprimento da linha "determinada pelas duas massas" apagam-se até uma distância do ponto que leva o acréscimo, parecendo, o comprimento dessa distância, proporcional ao peso e talvez ao volume do pedaço acrescido, e somente recomeçam as girações do pêndulo a partir desse ponto, notando-se no lado oposto que de um ponto igualmente distante da extremidade da linha de onde começam a reaparecer as girações o pêndulo marca uma parada completa que constitui uma seção neutra.

Sejam "A" e "B" os dois pontos nos quais se colocou uma massa metálica de peso e de volume iguais. Se em "A" ajunta-se um pedacinho do mesmo metal, as girações que se davam antes, em todo o comprimento da linha, apagam-se e só reaparecem em "a", a certa distância de "A"; e deste ponto "a" até "B" notam-se somente oscilações que por sua vez apagam-se antes de alcançar "B", num ponto "b", de tal maneira que a distância "aA" iguala a de "bB". Fora da linha "AB", na mesma linha e no seu prolongamento além de "B", como mais à esquerda de "A", permanecem as girações (V).

Quando nos objetos ou massas metálicas ou minerais qualquer, em "A" e "B" de peso e de volume iguais, se suspende o pêndulo acima da linha assim determinada, tendo em uma das mãos um pedaço de outro metal, ou até do mesmo metal, produz-se a parada completa do pêndulo. Esse fenômeno, que parece natural com metal diferente, é tanto mais estranho quando se sabe que o metal guardado na mão (direita ou esquerda) deveria, antes, fazer as vezes de "testemunha", e acrescer e reforçar as girações do pêndulo, e não causar a completa extinção dos seus movimentos.

O mais curioso é que, fora da linha do lado oposto a "A" e além de "B", o pêndulo, com o pedaço de metal, o mesmo que o usado acima e conservado na mão, gira perfeitamente; o pedacinho de metal, neste caso, desempenha normalmente o seu papel de "testemunha".

Este fenômeno nos permite averiguar a similitude de dois corpos ou de duas matérias; e dele podemos concluir que há similitude entre dois metais de idêntico peso e volume quando duas massas, deles distantes uma da outra de 40 a 50 centímetros ou mais, derem girações com o mesmo sinal que daria cada uma delas considerada isoladamente, e que qualquer alteração em peso e volume de uma delas modificará os movimentos do pêndulo como ficou explicado. Pouco importa que as massas metálicas ou minerais tenham o mesmo volume e igual peso, o que importa é que a sua constituição seja a mesma e forme um só bloco.

A experiência tem por fim constatar a similitude dos dois pedaços que se deseja estudar.

No primeiro exemplo dado acima foram empregadas duas massas de um mesmo metal e peso, de modo que a forquilha e o pêndulo aplicado no meio da linha formada pelas duas massas foram igualmente influenciados por radiações idênticas, e cada massa reagiu como que separadamente: um e outro instrumento haviam recebido as radiações do metal girando o pêndulo no mesmo sentido.

A prática repetida dessas experiências constituirá um excelente treinamento para os principiantes.

As massas metálicas podem ser constituídas por moeda, mas os principiantes podem usar quaisquer minerais, e até rochas.

Neste caso não se cuidará de dar aos fragmentos utilizados um peso igual. Será suficiente que a cada extremidade da linha haja um só fragmento.

No caso de duas massas de mesmo metal e peso, apresenta-se um "ponto neutro" que fica exatamente no meio da distância que separa as duas massas. Se uma delas está sobrecarregada com um pedaço do mesmo metal, o ponto neutro desloca-se do lado onde está a massa que foi acrescida.

A identificação dos corpos semelhantes obedece à lei seguinte:

Quando dois fragmentos de uma mesma substância acham-se frente a frente, colocados a certa distância um do outro, 20, 30, 40, 50 ou 60 centímetros ou mais, se se suspende o pêndulo neutro, os de madeira, preta de preferência, no meio da distância que os separa, as girações que dará serão positivas. Se as duas substâncias postas em presença são de composição diferente, não sendo por conseguinte idênticas, as girações serão negativas. Basta que um dos dois fragmentos possua algo, por mínimo que seja, de outra matéria, para que as girações sejam negativas.

a) O volume ou a massa dos fragmentos dos corpos submetidos à experiência não tem nenhuma influência quanto ao resultado, que é sempre o mesmo. Assim, um deles pode pesar 1 quilo e o outro apenas alguns centigramas.

b) Só a composição da substância influi sobre o pêndulo que gira negativamente se os dois fragmentos forem de composição idêntica. Assim, dois fragmentos de aço, provenientes da mesma massa, provocarão girações positivas; porém, se sobre um deles deposita-se um pedacinho de folha de ouro (ouro de dourar) de um milímetro quadrado que seja, as girações tornar-se-ão negativas.

Assinalamos aqui uma experiência que fizemos repetidas vezes a respeito da análise de urina, empregando ao mesmo tempo fichas.

Colocando a uma distância de 50cm de nossa régua de experiência um frasquinho de urina que a análise química afirmou isenta de albumina, e, na outra extremidade, uma ficha com o nome albumina escrito a mão, o pêndulo suspenso no meio da régua imediatamente deu giros negativos, o que era lógico. Pegando então um grãozinho de albumina de clara de ovo dessecada, do tamanho da cabeça de um alfinete, colocamo-lo acima da rolha do vidrinho que continha a urina; logo, o pêndulo modificou suas girações que, de negativas, tornaram-se positivas, como para provar que entre a urina e a ficha albumina havia similitude na sua composição quanto à presença de albumina em ambos os lados.

2.ª PARTE

CAPÍTULO IV

DOS RAIOS

Admite-se que as ondas que se desprendem da matéria e de todos os corpos que se acham na Natureza são como "Raios" que vêm ferir o ser humano, transpassá-lo, atingindo-o na parte mais delicada e mais sensível do seu corpo, isto é, no seu cérebro, onde se concentram e se focalizam todas as suas sensações.

As que se formam e se elaboram fisiologicamente na massa cerebral, com a cooperação de todas as outras anexas ao sistema nervoso, e também as que são recebidas do exterior, e que, às vezes, imperam no ser humano com tanta força e poder, chegam a modificar as que lhes são próprias e inatas.

O corpo humano é permanentemente penetrado e transpassado por um número infinito de radiações, malgrado não as percebermos, nem termos consciência do que nele se passa. Está mesmo em completa ignorância que tal fenômeno possa produzir-se, pois não chega a sentir nenhuma influência, nenhuma sensação proveniente dessas ondas que constantemente o transpassam sem parecer alterar nele uma só de suas funções biológicas ou tampouco as fisiológicas. Muitas vezes, porém, o seu psiquismo sofre algumas modificações.

Dessas ondas, emanações dos corpos ou radiações, também denominadas "raios", os radiestesistas puderam, com os seus instrumentos, conseguir a captação, ou antes assegurar e patentear a sua passagem através do corpo humano, e o seu escoamento pelas reações que manifestam nas mãos, na forquilha ou no pêndulo.

Admite-se, igualmente, que as radiações da matéria e dos corpos irradiam em todas as direções e que, para essas ondas, não existem obstáculos que se oponham à sua penetração.

Portanto, olhando para um corpo qualquer, as suas radiações, as quais, como é sabido, se expandem em todas as direções, atingirão a parte mais sensível de nosso corpo, isto é, a cabeça, onde os raios atingem a massa cerebral e, por conseguinte, afetam o nosso sistema nervoso.

Cada vez que o olhar fixa um objeto qualquer, alguns dos seus raios vêm-nos bater à cabeça, e, se se suspende um pêndulo na linha que vai do objeto à frente do observador, os raios que o penetram irão em parte escoando pelo pêndulo. Este logo reagirá, de início, com algumas oscilações e em seguida com girações.

Esse "Raio Capital", descoberto pelo Abade Mermet, foi assim denominado porque é recebido diretamente, vindo dos corpos e principalmente do objeto, corpo ou matéria em estudo, pela cabeça do operador. Esse raio é, ao mesmo tempo, o raio principal, e por seu intermédio se realiza a maior parte das experiências e das pesquisas radiestésicas. É por seu intermédio, também, que se colhe uma ínfima parte dos raios que expelem a matéria ou o corpo em questão. Os outros raios, que se difundem em outras direções, perdem-se, como que desprezados pelo fato de não serem objeto de nossa atenção. É o caso das estrelas, como o expôs tão claramente o Abade Mermet, que mandam sua luz, seus raios luminosos, que através dos espaços etéreos se expandem até nós, e que não notamos, senão quando vêm ferir diretamente a nossa vista. Suas emissões radiantes permanecem contínuas, embora não as vejamos, e isso unicamente pelo fato de não olharmos para elas. Bastaria, porém, lançar-lhes um olhar, para que seus raios nos viessem afetar. . . E, como remata o Abade Mermet, "o Príncipe dos radiestesistas", no seu livro "Comment J'Opère": "Todos os corpos (os que, de per si, não são luminosos) nos miram com um olhar escuro".

É assim com todas as matérias, todos os corpos, objetos e coisas que nos rodeiam e nos mandam seus raios — raios escuros — que se esparramam em todas as direções. Mas somente o radiestesista capta-os, com seus instrumentos, e deles se apercebe. Resumindo, diremos: o "Raio Capital" é o que parte do corpo ou do objeto de estudo e atinge a cabeça do ser humano, penetrando a massa cerebral e afetando-lhe o sistema nervoso.

As sensações motrizes do operador, ao serem atingidas pelo raio, são transmitidas ao seu instrumento, forquilha ou pêndulo, que logo reage, movimentando-se e dando a conhecer as características do objeto em estudo.

Em radiestesia, conhecem-se três espécies principais de raios: o Raio Capital, que acabamos de descrever e do qual explicamos a ação; o Raio Solar, descoberto pelo Abade Souly, e o Raio Fundamental, outra descoberta do Abade Mermet. Os três servem de "controle" recíproco entre si.

O raio solar parte do sol, vindo atingir o corpo ou a matéria. Esse raio determina a formação de outro, que é como que o reflexo do primeiro; parte do corpo ou do objeto considerado como que para voltar à origem, porém tem um comprimento muito reduzido e proporcional à massa que recebe o raio solar direto, e forma com este um ângulo muito agudo. Esse raio subsiste mesmo que o sol esteja encoberto por nuvens ou oculto abaixo do horizonte.

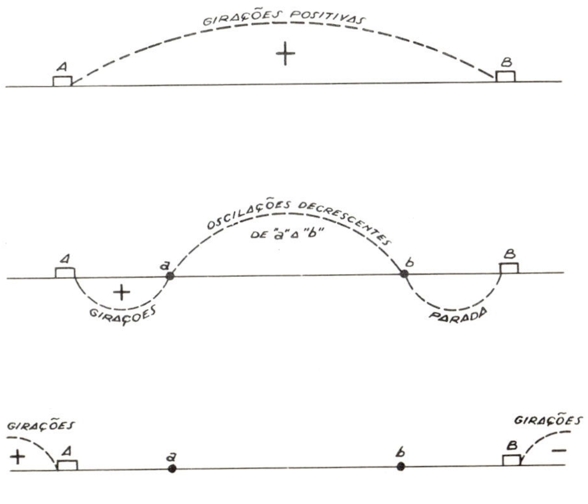

FIG. 24

Um raio do sol batendo num objeto e sendo interceptado, quer com a forquilha, quer com o pêndulo, colocado mais ou menos perpendicularmente, provoca a reação imediata desses instrumentos. Às

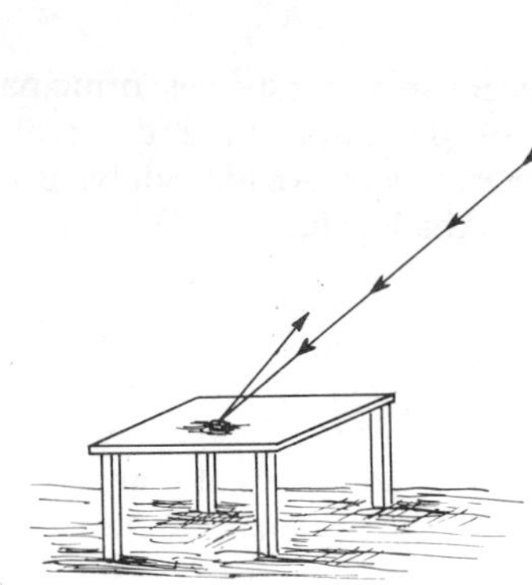

FIG. 25

vezes, o raio solar não chega a atingir o objeto e pára na primeira linha que marca o "campo de força magnética" que rodeia o objeto (Figs. 25 e 26).

Raio fundamental é a direção que toma um raio emitido por um corpo, e que forma com o "meridiano magnético" do ponto onde está situado o corpo de estudo um ângulo determinado, que, por uma mesma matéria, ou pelo mesmo corpo, é sempre idêntico. Raio fundamental: Raio F (Fig. 27): Exemplo: Chumbo — Raio F. 60.º N. W. Esse ângulo azimutal pertence ao chumbo, e é sob esse ângulo que se poderá identificá-lo.

O conhecimento do Raio Fundamental dos corpos permite reconhecê-los, distinguindo-se dos outros que possuem as mesmas cifras de série, o que se dá freqüentemente.

Nesse caso, temos as seguintes matérias que possuem as mesmas cifras: o cobre, a água, o estanho, cifra 7, e cujo Raio Fundamental é respectivamente: 45º S. W., 30º N. W. e 27º N. E.

Nas prospecções, as cifras de série e o Raio Fundamental são imprescindíveis, sendo o seu conhecimento indispensável. Em muitos casos faz-se uso do Raio Capital; é também necessário conhecer as cifras de série dos corpos, como também o seu Raio Fundamental, sobretudo quando não se pode fazer uso da testemunha.

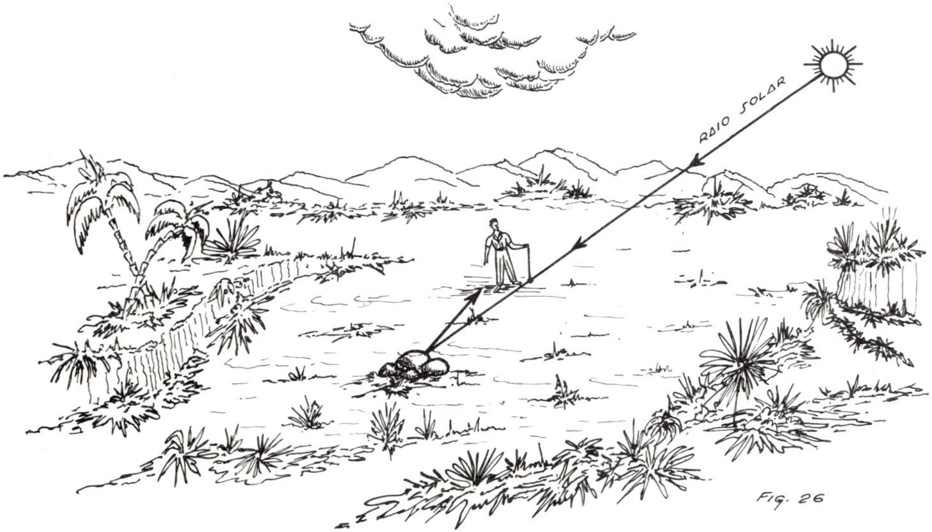

Fig. 26

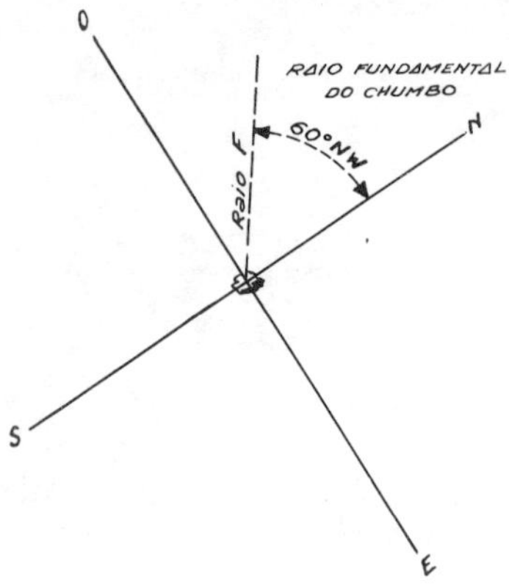

FIG. 27

Quando o pêndulo gira negativamente sobre um corpo, o seu raio fundamental dá igualmente girações negativas, e reciprocamente. Mas, se se suspende o pêndulo no seu ângulo azimutal, acrescido ou diminuído de 180°, segundo o caso, o pêndulo gira como se o seu raio fundamental fosse aumentado ou diminuído de 180°. Nesse caso, suas girações são negativas. Assim, a greda ou calcário, cujo raio fundamental é Norte, dará girações positivas, se apresentarmos o pêndulo ao sul, girando-o então negativamente.

Tório, ângulo azimutal 350° N. W. (ou 10° N. W., diminuído de 180°, 170° ou 10° S. E.). Pois ao azimute de 170° dará girações negativas.

Carbono, girações positivas e ângulo azimutal 75° S. W. ou 255°. Tirando 180° de 255° ficam 75°. Suspendendo o pêndulo acima do ângulo azimutal 105° ou 75° S. E., este girará então negativamente. Procurando o raio fundamental de um corpo, conseguem-se girações sobre os 2 ângulos azimutais opostos, porém o verdadeiro raio fundamental corresponderá sempre ao ângulo que dará as girações positivas, se as girações normais do corpo forem positivas. Em caso contrário, se estas últimas forem negativas, o verdadeiro raio fundamental estará no ângulo que dará as girações negativas.

Raio Testemunha — É o gerado quando se utiliza testemunha, e que pode ser qualificado de raio "Testemunha".

Quanto à sua aplicação, falaremos mais adiante.

Há radiestesistas que admitem a existência de um só raio, ou seja, do raio "mental", raio este que se desenvolve no cérebro do operador e que se dirige ao objeto, corpo ou matéria, do qual voltaria com a vibração obtida da matéria, corpo ou objeto, para o cérebro do operador, como já foi dito ao falarmos do "Raio Capital". Isso sucede por efeito de uma poderosa tensão nervosa do operador concentrado no objeto da busca, ansioso por conseguir informação.

Mas, com o uso desse raio, já invadimos o campo do metapsiquismo, afastando-nos, portanto, da teoria científica que faz do corpo humano um aparelho receptor de ondas, tal como um aparelho de T. S. F.

Essa sintonização, como já foi dito, faz-se mentalmente, regulando, ao mesmo tempo, o comprimento do fio de suspensão do pêndulo em função do peso de sua massa e do grau de sensibilidade do operador. Assim, as ondas ou radiações que se manifestam nas reações do pêndulo são recebidas pelo aparelho humano e se acham amplificadas pelo pêndulo.

Para explicar melhor a função do "raio mental" como o entendem seus partidários, diremos que esse raio se desprende do cérebro do operador, carregado de perguntas, e vai ao corpo ou ao objeto, para colher determinadas indagações, retornando em seguida, trazendo respostas a cada pergunta feita.

Em tal caso, para os partidários dessa teoria, o nosso cérebro seria a sede de uma estação emissora e receptora ao mesmo tempo. De fato, o cérebro é emissor, como o são todos os corpos e todas as matérias; emite as radiações que lhe são próprias e as que o sistema nervoso produz fisiologicamente, de maneira dispersiva, por não haver nem existir um aparelho receptor adequado, regulado para captá-las, ampliá-las e tornar suas reações visíveis no pêndulo. As sensações que impressionaram o cérebro não podem ser, por este, emitidas novamente. Seria o caso da hipótese acima. Não há dúvida de que o "Raio Capital" vale-se, às vezes, do raio "mental", quando o radiestesista concentra toda a atenção, todo o pensamento nas suas buscas.

Em tal caso, a função fisiológica do cérebro e de todo o sistema nervoso do operador fazem um esforço diverso daquele que seria necessário na hipótese acima.

Ainda mais, pela própria definição do raio "Capital", este não afeta somente o radiestesista, como também todas as pessoas presentes numa certa área o recebem, sem que o percebam, exceto as que estão munidas de forquilhas ou de pêndulos devidamente sintonizados e regulados no comprimento, quanto à onda que fere seu aparelho, isto é, o seu hiperteródino. Então, sim, poderão percebê-lo e captá-lo.

Os três raios principais que acabamos de descrever são empregados separadamente, todavia controlados e verificados reciprocamente. Havendo confiança, dão segura garantia aos trabalhos executados.

Cifras de série

Quando bem regulado, o pêndulo gira até que uma pequena sacudida da mão o faça parar, ou apenas contribua para mudar em oscilações as girações primitivas.

Após certo número de oscilações, o pêndulo dá uma série de girações geralmente no sentido contrário ao que se observou a princípio, para retomar, em seguida, as girações que são as que merecem interpretação.

Para empregar a expressão dada pelo General Lemoine, autor de um método que lhe é próprio, diz-se que o corpo estudado desenvolve a sua "fórmula".

Chama-se série de um corpo, ou "cifra de série", o total das girações de sentido inverso que o caracteriza. Para nós, a maioria dos corpos dá girações positivas (e são essas girações que, de início, contamos, para determinar qual a cifra de série desse corpo). Pode-se abreviar a "fórmula" dando uma sacudida no momento da aparição de cada movimento de sentido contrário ou inverso. Neste caso, como ficou dito acima, o pêndulo retoma as girações que correspondem ao corpo estudado e que são as que lhe pertencem.

A "série" e a "fórmula" terminam quando o pêndulo muda de girações.

Segundo o Sr. Vde. H. de France, a série, ou "cifra de série" do magnetismo e da eletricidade, é 10.

As cifras de série podem ser observadas nas girações positivas ou negativas. Nós as contamos sempre nas positivas, salvo para os corpos que giram negativamente. Parece-nos conveniente estudar as séries de pêndulos neutros. Pêndulos neutros são os de madeira branca natural ou preta, ou então pintados desta cor.

Acreditamos que o sentido das girações varia conforme as pessoas que operam, e há números de série que podem ser comuns a muitos radiestesistas. Contudo, essas cifras podem variar de um a outro para muitos deles, segundo nos foi dado verificar. É conveniente pois que cada operador estude as suas próprias reações e estabeleça para si as cifras de série dos corpos que correspondem à sua sensibilidade.

As cifras de série foram utilizadas há muito tempo pelos vedores, mas com cifras diferentes para cada um e segundo os operadores, como observamos acima.

Com a forquilha podem ser obtidos movimentos similares, isto é, movimentos que correspondem exatamente aos do ângulo. Com a forquilha, as "séries" são conseguidas avançando-a e recuando-a sucessivamente em relação ao corpo estudado.

Obtém-se, então, uma série de cada corpo.

Consultando diversos autores, as cifras de série mudam às vezes de um a outro, como foi dito acima, e muda também o processo de contagem.

O Abade Mermet expressa-se assim: "Cada corpo possui uma cifra e um sentido de giração que lhe é próprio". E acrescenta: "A determinação dos corpos pelo conhecimento de uma cifra invariável para cada um, independentemente do operador que pega e suspende corretamente o seu pêndulo, é uma das características do meu método".

Para orientar os principiantes, damos a seguir uma tabela dos raios fundamentais e das cifras de série pessoais de alguns afamados radiestesistas.

Para tornar mais fácil a compreensão do seu método, o Abade Mermet demonstra graficamente os movimentos do pêndulo (Fig. 28).

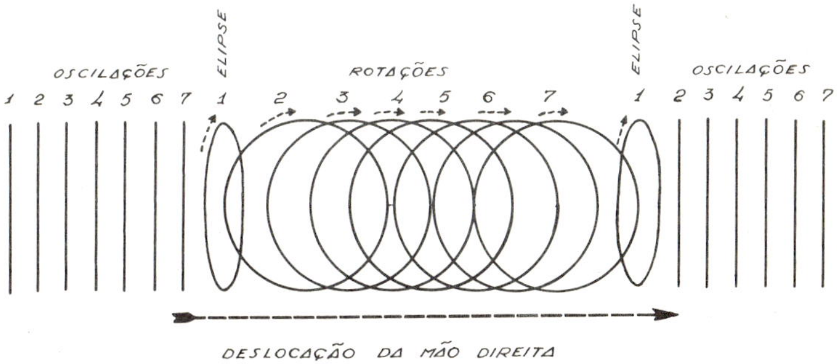

PARA DEMONSTRAR A CIFRA CARACTERÍSTICA, E O SENTIDO DE ROTAÇÃO DO ESTANHO.
PARA EVITAR QUE AS LINHAS E AS CIRCUNFERÊNCIAS NÃO SE SUPERPONHAM, SUPOZ-SE A MÃO DIREITA DESLOCANDO-SE A DIREITA.

FIG. 28

TABELA DOS RAIOS FUNDAMENTAIS E CIFRAS DE SÉRIE DE ALGUNS METAIS E METALÓIDES, MATÉRIAS E ALGUNS CORPOS, SEGUNDO ALGUNS DOS MAIS AFAMADOS RADIESTESISTAS

CORPOS	RAIO FUNDAMENTAL		CIFRAS DE SÉRIE			
	Ab. Mermet	**R. La Croix**	**Mermet**	**La Croix**	**P. Bosset**	**France**
Ferro, Aço	Sul		4	9	9	4
Calcário, Greda ou Giz	N. geogr.		4,4	„	„	3
Alumínio	75° N.E.		5	20	9	„
Níquel	55° S.E.		5	84	60	„
Niquelina	40° S.E.		5	„	„	„
Cavidades	30° N.W.		6	„	„	„
Metano			6	„	„	„
Prata	Este		6	10	10	„
Cobre, Bronze	45° S.W.	60° S.W.	7	6	„	7
Água	30° N.W.	„ „	7	„	„	5
Estanho	27° N.E.	50° N.W.	7	19	7	8
Cassiterita	75° N.W.	„ „	7	„	„	„
Calcário	„ „	„ „	8	„	„	„
Sílex - pedra silicosa, vidro	30° N.W.	30° N.W.	9	„	„	5
Blenda	N. geogr.	„ „	9	„	„	„
Molibdeno	30° S.W.	„ „	9	„	„	„
Manganês	45° S.W.	Sul	9	„	168	„
Sílex	„ „	„ „	10	„	„	„
Arsênico nativo	Este	70° N.E.	10	34	„	„
Cobalto	Sul	„ „	10	„	„	„
Magnésio	N. geogr.	„ „	11	„	3200	„
Ouro	W.N.E.	Variável	11	8	12	11
Marna leve	„ „	„ „	11 a 25	„	„	„
Sódio clorureto	N. geogr.	Oeste	12	18	„	„

CORPOS	RAIO FUNDAMENTAL		CIFRAS DE SÉRIE			
	Ab. Mermet	R. La Croix	Mermet	La Croix	P. Bosset	France
Bismuto metálico	75° N.E.	60° N.E.	12	”	”	”
Potassa	60° N.E.	” ”	13	”	”	”
Cromo	75° N.E.	” ”	14	”	”	”
Cromita	Este	60° N.E.	14	18	12	11
Gás de Petróleo	15° N.E.	” ”	14	”	”	”
Cal	30° S.E.	” ”	15	”	”	”
Volfrâmio Tugstenato de Manganês	Este	” ”	15	”	300	”
Mercúrio	5° N.W.	” ”	15	”	”	”
Cinábrio	37° N.E.	Sul	15	”	”	12
Cobaltina	37° N.E.	” ”	15	”	”	”
Marnas duras	Sul	” ”	15	”	”	”
Fósforo	” ”	” ”	15 a 21	”	”	”
Fosfatos de Gafsa	S.W.	” ”	17	137	”	”
Stibina	45° S.W.	” ”	17	”	”	”
Zinco	30° N.E.	” ”	17	”	”	”
Enxofre	45° S.E.	S.W.	17	16	”	6
Iodo	30° N.W.	” ”	18	”	”	”
Chumbo	” ”	20° S.W.	18	14	110	”
Galena	60° N.W.	60° S.W.	21	”	”	44
Marna dura	45° N.W.	” ”	21	”	”	”
Corpos radioativos	15° N.E.	” ”	21	”	”	”
Turfa (tourbe)	” ”	” ”	22	17	”	”
Petróleo natur. liq.	” ”	” ”	”	”	”	24
Petróleo sólido	30° N.W.	45° S.W.	22	”	”	”
Petróleo gasoso	45° N.W.	” ”	22	”	”	”
Platina	” ”	Este	22	”	”	”
Pirulosita (osid. Mn)			22	”	”	”
Grafita, Hylha, Diamante, Carbo-	5° N.W.	” ”	30	”	”	”
no, Carvão miner.	75° S.W.	20° S.W.	30	”	”	18

CORPOS	RAIO FUNDAMENTAL		CIFRAS DE SÉRIE			
	Ab. Mermet	**R. La Croix**	**Mer-met**	**La Croix**	**P. Bos-set**	**Fran-ce**
Argônio	10° S.W.	10° N.E.	»	»	»	»
Paládio	» »	60° S.W.	»	»	»	»
Oxigênio	» »	35° N.W.	»	»	100	»
Bromo	» »	50° N.W.	»	»	»	»
Antimônio	» »	32° N.E.	»	65	»	»
Tântalo	10° S.W.	35° S.E.	30	65	100	18
Urânio	» »	55° S.E.	»	»	»	»
Mica	» »	» »	»	»	»	400
Quartzo	» »	» »	»	»	»	900
Feldspato	» »	» »	»	»	»	400
Leite	N.E.	» »	6	»	»	. »
Licores (I)	50° N.W.	» »	»	»	»	»
Vinho (I)	60° N.W.	» »	»	»	»	»
Álcool		» »	»	»	»	»

(I) (II) — A cifra de série para vinhos e licores é a do grau de álcool puro que entra na composição desses líquidos.

Toma como exemplo o estanho, cuja cifra de série é 7. O pêndulo indica: 3 oscilações, 3 girações, 3 oscilações, 3 girações, 1 oscilação e 1 giração: Total: 7 girações e 7 oscilações. Às vezes, as 7 oscilações são seguidas, como também o podem sê-lo as 7 girações; porém, é preciso observar que, na passagem de um movimento a outro, o pêndulo descreve um ou dois movimentos elipsóides que entram na contagem das girações.

É com muita prática e treino que são obtidos os melhores resultados, e achamos, por tê-lo praticado, que o método do Abade Mermet é um dos mais práticos, desde que haja um pouco de exercício.

CAPÍTULO V

ESPIRAS

O emprego dessa expressão é do Abade Mermet. As espiras vêm a ser as girações que parecem desenvolver-se de forma espiral e algo ovalada.

Além do raio Fundamental, o pêndulo descreve um certo número de "espiras" ou girações, separadas ou não por um patamar (*palier*), isto é, por oscilações; os orbes ou círculos do pêndulo parecem subir ou descer, como que acompanhando o enrolamento de um solenóide composto de fragmentos de 3 espiras, por exemplo. Entende-se por patamar as oscilações cujo número é igual ao das girações, e que separam entre si os grupos destas últimas.

Assim, para a prata: 3 espiras, 3 oscilações, 3 espiras, 3 oscilações. Total: 6 espiras ou 6 girações e 6 oscilações. Para o cobre e bronze, contando somente as espiras, temos: 3 - 3 - 1. Total: 7. Para o ouro: 3 - 3 - 3 - 2. Total: 11 espiras ou girações. As cifras de série desses três metais são respectivamente: 6, 7 e 11. Na realidade, as espiras não são mais que girações, de forma mais ou menos elipsóide. O patamar ou oscilações que separam as girações se repete em número igual ao das espiras ou girações. Mas, às vezes, o pêndulo dá, em oscilações e em girações ou espiras, o número total da série, sem fracioná-las em girações e oscilações, isto é, cobre: 7 girações, 7 oscilações; ouro: 11 girações, 11 oscilações; estanho: 7 oscilações, 7 girações.

O pêndulo pode começar pelas girações ou pelas oscilações indiferentemente e pode continuar desenvolvendo sua "fórmula", até que o detemos com uma sacudida, pare por si mesmo ou mude de sentido.

Desenhos pendulares

O pêndulo desenha no ar, quando em mão muito exercitada, a forma dos corpos ou objetos sobre os quais está suspenso.

Assim, por cima de um par de tesouras, desenha dois círculos e uma reta. Sobre um objeto de forma alongada, o pêndulo oscila paralelamente à posição ocupada por ele; acima de óculos, 2 círculos em girações e mais 2 retas em oscilações, com ainda umas oscilações paralelas à reta que une os dois círculos.

Variação de peso

Conforme a força de atração ou de repulsão da matéria ou do corpo, o radiestesista sente uma diferença no peso da massa do pêndulo. É certo que há corpos sobre os quais o pêndulo parece mais pesado, posto que sobre outros o sentimos mais leve. É o que se dá com o petróleo líquido que dá a sensação de produzir maior peso na massa do pêndulo: quando o gás de petróleo parece torná-la mais leve, a força atrativa pesa e a repulsiva alivia.

"Campo" ou "Zona" de influência

É assim denominada uma certa área na qual se fazem sentir as radiações de um corpo ou de um objeto qualquer. Do objeto ou do corpo, até certa distância, as ondas que se desprendem são sentidas e captadas pelo pêndulo que manifesta suas reações por movimentos giratórios; porém, afastando-se aos poucos, advirá o momento em que o operador e seu pêndulo ficarão além da zona de influência. O pêndulo então marca esse limite por uma mudança em seus movimentos. Estes logo se transformam, passando de giratórios a oscilatórios. Ao redor do objeto em questão, determina-se uma série de pontos limites que constituem um círculo cuja circunferência é a linha limite que marca exteriormente o "campo de influência", relativo ao corpo ou objeto referido. A sua área é proporcional à massa do objeto considerado.

Indicamos essa referência, feita em plano horizontal, mas ela poderá ser feita também em plano vertical, não, porém, com tanta facilidade. Deve-se ter a impressão de que o objeto se acha no centro de uma série de esferas concêntricas, de modo que cada uma constitua o limite de um campo de influência.

Para cada corpo, o número dessas esferas corresponde à cifra de série do corpo, isto é, para o cobre, 7 esferas, para a prata 6, para o ouro 11, para o estanho 7. São as mesmas linhas de força que envolvem os corpos que delimitam os "Campos ou Zonas de Influência".

A "Fonte manante" pode servir de exemplo para um corpo isolado cuja cifra de série iguala a da água. Um corpo encerrado numa beta acha-se como que envolto numa camada de forma cilíndrica constituída pelas suas linhas de força.

Fading

Conhece-se em T. S. F. essa espécie de desmaio ou desaparecimento do som, que vem, às vezes, turvar as audições.

O mesmo fenômeno produz-se em radiestesia quando se aproxima uma tempestade ou quando a atmosfera está muito carregada de eletricidade, às vezes sem causa aparente. O pêndulo pára, fica inerte, e se recusa a fazer o menor movimento. Essa interrupção momentânea, espécie de síncope que ataca e paralisa o instrumento (VI), constitui um grave inconveniente que obriga o radiestesista a abandonar por um tempo, geralmente certo, as suas experiências. Embora se recomende (meio descoberto pelo Abade Mermet) levantar um dedo na direção do sol, ou seja, a mão armada de uma ponta metálica — ou, simplesmente, de um lápis —, mantida verticalmente. Explica-se: que o "fading" seria devido a uma perturbação magnética que modifica o comprimento das ondas, correspondendo o comprimento da onda ao comprimento do fio do pêndulo; uma vez modificado, causa o desacordo, e, portanto, impede o funcionamento deste.

Recomendações simples a serem observadas pelos principiantes

É sobretudo importante que os estudantes e principiantes pratiquem a radiestesia pura, isto é, a radiestesia conforme as regras estabelecidas nos diversos manuais, e não façam exercícios nos quais haja uma decisão da vontade do operador, lançando-se no método das ordens dadas mentalmente ao pêndulo para fazê-lo girar ou oscilar. Estes movimentos não são uma prova das possibilidades dos principiantes quanto a detecções, e dão prova das possibilidades e de margens a erros. Além do mais, são resultados obtidos pela autosugestão. Seria cair na aplicação de certos processos decorrentes do mesmerismo. Não devemos valer-nos do pêndulo para obter respostas a perguntas, como se procede com as "mesas giratórias" e outros métodos.

Recomenda-se, pois, aos principiantes não desenvolverem esse método, nem nele exercitarem-se no início dos seus exercícios e estudos. Devem ser evitados todos os processos nos quais fatalmente se abre uma fresta por onde penetra a auto-sugestão, que é o maior dos escolhos em que tropeçam os principiantes.

Alguns ensaios recomendados sobre os raios radiestésicos

É fácil ao principiante verificar a presença do "raio Capital" pedindo a uma pessoa que olhe fixamente um corpo qualquer; por exemplo, um objeto de metal. O operador, tendo à mão uma "testemunha", isto é, uma parcela do mesmo metal, ao cortar, com o pêndulo, a linha que vai do objeto à frente da pessoa, o instrumento dará as cifras de série do metal.

Se, em lugar do metal, for uma cor qualquer do espectro solar, representada por um pedaço de fita, e o operador, tendo na mão um pedacinho dessa fita de mesma cor, ao cortar a linha determinada pelo olhar da pessoa na fita, o pêndulo dará a série correspondente a essa cor.

Essa experiência permite descobrir a cor que uma pessoa fixará numa exposição de fitas ou de objetos de cores diversas, contanto que o operador tenha na mão um pedacinho de mesma cor, isto é, a testemunha correspondente à cor fixada.

Para si próprio, o operador poderá descobrir a presença do raio fixando firmemente uma cor do espectro, tendo na mão o pêndulo parado, que, uma vez suspenso acima de uma mesa de cor neutra, tomará o sentido cuja direção é dada por essa cor.

As cores do espectro solar, até o azul, darão oscilações; as cores índigo e violeta darão girações. Ainda mais, estando o pêndulo entre os olhos do operador, dará as cifras de série correspondentes a esta cor.

Pode-se também conhecer a natureza de um metal dentro de um envelope ou de uma caixa, valendo-se do raio solar. Proceder-se-á como na experiência do "raio Capital" e, depois, como na do "raio Fundamental".

Recomenda-se repetir essas experiências amiúde, em lugares e horas diferentes.

Com muito treino, chegar-se-á a descobrir a natureza de um metal escondido num envelope ou numa caixa, valendo-se do raio Capital ou do raio Fundamental. É da maior importância proceder a essas experiências, somente com a presença de uma única pessoa, que servirá de auxiliar. Essa recomendação é para evitar que haja profusão de radiações provenientes das diversas pessoas presentes às experiências; seus olhares, fixando-se alternadamente num e noutro objeto, emitiriam radiações que iriam produzir alterações parasitárias.

Se se trata de um ímã ou de um corpo radioativo, não há necessidade de testemunha para descobrir o raio Capital.

Outra experiência curiosa é a que consiste em colocar na mão de uma pessoa uma moeda de bronze, prata ou ouro, e dizer qual é a mão que contém a moeda. Mas, ao se repetir a experiência, pode suceder que, em virtude da "remanência" do metal, não haja êxito. O metal deixa a sua impregnação na mão. Em tal caso, deve-se desimpregnar as mãos.

Mais adiante, daremos a explicação dos dois fenômenos radiestésicos que são: a impregnação e a remanência. Esta última é a conseqüência daquela.

Para reconhecer um metal escondido numa caixa, preconiza-se o seguinte método: estender no chão um fio de cobre de uns 20 a 30 m de comprimento; colocar numa das extremidades a caixa contendo o metal; na outra extremidade, o operador procurará descobrir qual o metal que está em seu interior.

Essa experiência demonstra a possibilidade de ser estabelecido um "relais" radiestésico.

Outro exercício interessante consiste em tomar dois copos d'água e dissolver num deles um pouco de sal, de açúcar ou glóbulos de um remédio homeopático, e reconhecer com o pêndulo qual dos copos contém o sal, açúcar ou remédio homeopático.

Lembramos que a cifra de série da água é "7" e o seu raio Fundamental é de 30º N. W.

Todas essas experiências e exercícios de treinamento podem ser feitos em casa, com o uso da forquilha.

Erros e suas causas

Existem diversas perturbações que podem exercer ação prejudicial nas buscas e no emprego dos três raios principais acima descritos, e impedir que se reconheça a sua presença ou a sua existência.

"Raio Fundamental"

1.º — Este pode ser muito curto, posto que depende da massa do objeto em estudo, e pára, às vezes, na primeira linha de força exterior que limita o campo de influência do objeto, conforme a cifra de série.

2.º — Pode confundir-se, para quem o busca, com outro de sinal idêntico ou próximo quanto à direção, ou cifra de série. Neste caso, é com a testemunha exata na mão que o operador poderá acertar e corrigir qualquer erro cometido anteriormente.

3.º — Após o afastamento e o desaparecimento do metal ou do objeto, sobretudo quando for metal, o raio, isto é, as radiações podem continuar a manifestar-se. Esse caso constitui o fenômeno que se chama "remanência".

Nos exercícios com o ímã fizemos notar quais são os diversos movimentos do pêndulo, conforme a parte do ímã estudada; pólo Norte ou pólo Sul, e, se o ímã tem a forma de ferradura, quais as reações que se notam no interior do arco de círculo. Retirado o ímã, pode-se determinar, durante certo tempo, que pode variar de meia hora até uma hora, ou mais ainda, a posição exata que antes ocupava. Essa possibilidade é devida à "remanência".

O ponto da mesa onde estava o ímã ficou impregnado pelas suas radiações e ali poderão ser obtidas, com o pêndulo, as mesmas girações e oscilações que se verificariam com a sua presença.

Essa remanência existe para todo e qualquer metal soterrado durante algum tempo e extraído depois, mesmo que se tenha tapado de novo e com cuidado o buraco onde estava.

Mais adiante, trataremos especialmente desse fenômeno e dos meios adequados para evitar os erros que poderá provocar nos trabalhos em que os operadores estiverem desprevenidos.

CAPÍTULO VI

IMPREGNAÇÃO — DESIMPREGNAÇÃO — REMANÊNCIA

Impregnação

A impregnação das radiações de um corpo em outro é um fenômeno freqüente, mas são os corpos metálicos e os radioativos que possuem, pelas suas radiações, o maior poder de penetração.

Muitas vezes, o fenômeno não se realiza devido à neutralidade de um dos corpos em contato, muito particularmente do suporte. Mas para o operador que esteja trabalhando em laboratório o caso se repete amiúde, devido à necessidade que ele tem de colocar um corpo após outro, num mesmo lugar, na mesma mesa, ou no mesmo suporte.

Fatalmente, são muitas as circunstâncias que ocasionam a impregnação dos objetos que se empregam nessas manipulações, impregnação essa que, inevitavelmente, induziria em erros o operador não prevenido, devido ao fenômeno da "remanência" de que ela é a conseqüência.

Desimpregnação

Para evitar os erros causados pela impregnação, torna-se medida obrigatória, após cada operação ou experiência, e antes de começar outra, a desimpregnação dos objetos possivelmente impregnados. Os meios empregados para a desimpregnação ou descarga, que implica também a do operador, são tirados do magnetismo: sacudir com energia as mãos, dirigindo os dedos para o chão; soprar neles; fazer fortes aspirações profundas; tocar o chão com a mão que sustenta o pêndulo e friccionar as mãos uma na outra; colocar, durante alguns instantes, o pêndulo em contato com o chão. Valer-se de um bastão de enxofre como corpo aspirador de ondas residuais.

Para descarregar-se um lugar, mesa, um suporte, etc., emprega-se com êxito o enxofre, e ainda o método do magnetismo: sopro e movimentos de descarga.

Recomenda-se mais o seguinte processo: para impedir a impregnação que atinge uns após outros os objetos ou corpos de estudo, colocar sob cada um deles, uma por vez, folhas de papel branco, que agem como neutralizadores, evitando que se perca tempo com a desimpregnação dos lugares em que se depositaram os corpos de exame, restando por fazer somente a desimpregnação das mãos do operador e do seu pêndulo.

Remanência

No capítulo precedente, "Erros e Suas Causas", falou-se de Remanência, e deram a conhecer os efeitos desse fenômeno, explicando o caso do qual há possibilidade de verificação.

As radiações dos corpos que se dirigem, de todos os lados e em todas as direções, sem que entre elas haja possibilidade de se misturarem, o que seria então um impedimento à sua captação, não deixam contudo de impregnar os objetos ou outros corpos com que, mesmo por um curto espaço de tempo, se acham em contato. Essa impregnação conserva-se por algum tempo e é função da massa do corpo depositado e da duração do contato. Resulta, então, após a retirada do objeto ou do corpo, o fenômeno da "remanência", devido à impregnação do suporte; remanência que permanece quanto tempo durar a impregnação, que vai de meia hora até algumas horas seguidas. Assim, durante todo o tempo em que tal fenômeno se manifesta, pode-se captar as radiações do corpo após sua retirada do lugar onde fora antes colocado, e isto durante todo o tempo em que dura a impregnação. E, no caso de se colocar naquele mesmo lugar outro corpo antes da desimpregnação do suporte, difícil seria conseguir captação certa de um ou de outro, por ser o comprimento das ondas diferente. Além disso adviriam perturbações parasitárias produtoras de confusão.

Esse fenômeno para os principiantes não prevenidos pode ser uma fonte de erros; e o pêndulo, influenciado pela remanência, só pode dar indicações erradas.

Para evitar esses inconvenientes, recomenda-se desimpregnar sempre o suporte e mesmo as mãos do operador, antes de prosseguir em novas experiências.

Como reconhecer a "Remanência" da realidade

Se, por exemplo, no lugar onde se acredita que um metal esteja soterrado, se interpõe uma folha de papel branco espesso (papel para desenho), entre o pêndulo e o ponto considerado, o instrumento pára, se houver remanência; se continuar girando, isso indica que realmente existe, aí, o metal soterrado. Além do mais, no caso de o pêndulo dar a cifra de série do metal. O papel branco faz as vezes de filtro e de neutralizador das radiações parasitárias. Outro processo consiste em colocar no ponto, em lugar da folha de papel, um bastão de enxofre e pendulizar acima. Se o metal existe, o pêndulo cessa seu movimento.

Outro meio que dá também bons resultados é o de reter a própria respiração; se há remanência, o pêndulo paralisa-se. Quanto ao ouro, dada a mudança variável do seu raio fundamental, é melhor aguardar que os seus raios (suas radiações) se levantem em vertical, fenômeno que se dá aproximadamente ao meio-dia.

Acabamos de dar exemplos concretos, para que, no terreno, o operador tenha a possibilidade de vencer as dificuldades que, muitas vezes, se apresentam e podem tornar duvidosos os seus trabalhos, como também para que ele possa estar prevenido contra certas circunstâncias desconhecidas já existentes e algumas vezes imprevisíveis.

O operador, principiante ou não, terá assim os meios de certificar-se, nos casos em que paire ou não alguma dúvida no seu espírito, de que o seu trabalho, realizado no terreno, foi feito sem falha.

Os casos de remanência, sobretudo quando se tratar de metais ou de tesouros escondidos, são freqüentes. A impregnação do chão, e, portanto, a remanência dos metais escondidos, pode perdurar muito tempo e até durante anos seguidos, após sua retirada e aterro local.

O caso da manipulação em escritório, ou em laboratório, de corpos ou matérias que deixam impregnadas, com as suas radiações, as mesas ou suportes em que se colocam, não carece da mesma importância que as operações no campo. Para aquelas, já indicamos os principais processos de anular a impregnação, como, por exemplo, a remanência.

IMAGENS:

SUAS ELIMINAÇÕES

O raio solar provoca às vezes imagens magnéticas que enganam o operador fazendo-o considerar a miragem como realidade.

Para vencer essas dificuldades, recomenda-se:

1.º — Ter na mão esquerda uma ponta de aço; o pêndulo, então, se detém sobre a imagem.

2.º — Se se prospecta água, crava-se um prego no chão ou põe-se uma chave ou outro objeto de ferro ou de aço na mão. Se realmente existe água, o pêndulo pára; se continuar a movimentar-se é porque está sobre a imagem.

3.º — Se se interpuser entre o chão e o pêndulo um papel preto, espesso e de grão apertado, e o instrumento se imobilizar, a água será real, ela existirá; se continuar girando, será miragem. (Esse é o processo do Sr. Nicoul).

4.º — De todos os processos, o mais apreciado é, como o antecedente, o do Abade Mermet. Consiste em elevar o pêndulo até a altura da cabeça, mantendo-o imóvel, e, partindo desse estado de repouso voluntário, descer a mão com o pêndulo, muito devagar, até tocar o chão; se nessa descida o pêndulo não manifestar reação, ele estará sobre uma imagem. Se, ao contrário, enquanto descer, o pêndulo encontrar um plano qualquer, opondo-lhe resistência, movimentar-se-á ao modo de prospecção, dando as cifras de série do corpo ou matéria aí soterrada, confirmando que estamos no ponto certo.

ERROS A SEREM EVITADOS

É sobretudo entre os principiantes que o raio Capital e a "Freqüência Média" do operador *(moyenne frequence)* podem ser causas de erros.

a) A principal das causas dos erros é a auto-sugestão que freqüentemente se observa nos principiantes. É graças a ela que, geralmente, o pêndulo, obediente, confirma exatamente a solução buscada e esperada, solução essa que só se acha plasmada no cérebro do principiante, e que se concretiza de fato num erro puramente material.

b) Uma contagem defeituosa das séries. Para corrigir erros dessa natureza basta recomeçar a experiência várias vezes e em horas diferentes. A pessoa cuidará em todos os casos de evitar durante o trabalho qualquer falta de atenção e distração da mente. Afastar-se-á todo pensamento alheio ao trabalho.

c) Se o operador estiver sob o império do nervosismo ou da cólera, sem domínio de si; se sofrer de depressão física ou de inquietação; se estiver cansado por excesso de trabalho; se estiver doente ou indisposto.

d) Sensibilidade exagerada ou insuficiente pode também ser causa de enganos. Esse defeito é corrigido com o exercício moderado.

e) Finalmente, devem ser considerados como causa de erros a presença de pessoas ignorantes do assunto, verdadeiros parasitas que devem ser evitados, porque distraem e impedem, com seu palavreado, zombarias, perguntas intempestivas e sobretudo com suas radiações e sugestões mentais nocivas, o bom êxito dos trabalhos.

[illegible], a pessoa [illegible] [illegible] [illegible] caso de [illegible] [illegible] [illegible] [illegible] [illegible] [illegible] [illegible] da [illegible], afastando o pensamento alheio ao trabalho.

c) Se o operador estiver [illegible] do organismo [illegible] [illegible] [illegible] [illegible] [illegible] [illegible] [illegible] [illegible] [illegible] [illegible] [illegible] [illegible] [illegible] [illegible] [illegible] [illegible] [illegible] [illegible]

[illegible]

3.ª PARTE

CAPÍTULO VII

ESTUDO SOBRE AS ÁGUAS

Campo radiestésico da água — 1.º Método de prospecção pelas linhas de força. — Meios de reconhecimento do sentido das correntes d'água. — 2.º Método de prospecção pelo raio Solar. — 3.º Método pelo raio Capital. — 4.º Método: oscilações dirigidas. — Recortes. — Processo para avaliação da distância à fonte ou ao curso d'água e a sua medição. — Cálculo da profundidade das águas subterrâneas. — Método do Abade Mermet.

Dentre os inúmeros processos descritos até hoje para a prospecção das fontes, mananciais e cursos d'água subterrâneos, existem alguns que se apresentam com facilidades maiores para seu estudo sob o ponto de vista da apresentação, compreensão e interpretação.

Fora da prática e treinamento a que se entrega forçosamente quem se acha atraído por essa ciência, é inegável que os conselhos teóricos e práticos dos bons autores se tornam indispensáveis. São eles que devem servir de base e por quem devem-se guiar todos os que têm propensão para seu estudo.

Dentre os autores que se tornaram afamados, seria também conveniente escolher os métodos mais simples quanto à prática. Recomendaremos de preferência os melhores métodos, divulgando-os por estarem eles mais ao alcance dos principiantes.

A seguir, daremos um resumo que abrange alguns desses métodos, as partes que adotamos e que achamos mais práticas e de fácil compreensão.

Todos os vedores concordam quanto à existência das radiações da água.

Referimo-nos às águas em movimento. Quanto às águas mortas, estagnadas, água de poço, de lagoa ou estancadas em cavidades subterrâneas, elas não dão emanações assaz fortes, para que o vedor possa ver influenciada a sua forquilha ou o seu pêndulo.

Quando empregamos as palavras fontes ou mananciais, referimo-nos a uma água que brote na superfície da terra, formando uma corrente que vai escapando, quer de uma falha ou de qualquer outro conduto natural, ou de água que procura uma passagem por infiltração, em terrenos pouco consistentes, e que por pressão escoa-se, dando lugar a uma corrente. O mesmo se dá com as correntes profundas.

É pelo atrito e pela fricção das moléculas da água, ao largo das paredes subterrâneas, entre as quais escorre, que nasce e se desenvolve o "campo radiestésico" que se eleva acima da superfície terrestre. O instrumento do vedor ou do radiestesista é então influenciado e denuncia a sua presença.

Um curso de água que corre ao ar livre *(a ciel ouvert)* dará nas suas beiras e a prumo delas indicações pendulares muito nítidas, porém as linhas de força permanecem reduzidas ou às vezes inexistentes.

1.º MÉTODO: Prospecção da água pelas linhas de força

Conforme a teoria do Abade Mermet, um curso de água subterrâneo tem de cada lado de sua corrente um número de linhas de força igual à sua "cifra de série", linhas que representam o "campo de influência" próprio da água, isto é, o seu "campo radiestésico" onde se fazem sentir suas radiações.

Nota. Logo que o Pêndulo encontra a água "verdadeira" e não linhas de força, o operador sente que a massa do seu pêndulo se torna pesada, e é como que atraída pela água ou suas emanações, isto é, suas ondas radiantes.

Nas linhas de força o operador não percebe resistência alguma. O pêndulo se movimenta dando apenas as cifras de série da água.

Numa prospecção, o operador encontrará uma primeira linha que lhe anunciará a presença relativamente próxima da água. Essa primeira linha é o que se chama a "grande paralela", sobre a qual o pêndulo dá oscilações. Continuando a andar na mesma direção suposta, perpendicular à corrente, o radiestesista, se for dotado de sensibilidade suficiente, topará com uma segunda, uma terceira e uma quarta linha de força, que lhe darão indicação ainda mais positiva da presença próxima de água. Essa quarta linha é a paralela "mediana", porém o vedor não deve iludir-se e tomar uma ou outra dessas linhas de força como sendo a própria corrente, o veio d'água verdadeiro. Terá pois de continuar andando ainda, notando, na sua marcha para diante, três linhas mais, e quando chegar à sétima, ou melhor, logo depois da sétima, é que o seu instrumento dará as precisas indicações da água, e isto quando se achar exatamente acima, isto é, a prumo da beira da corrente de água, a uma profundidade que mais adiante trataremos de calcular.

As linhas de força que envolvem a corrente de água representam os limites dos "campos magnéticos" que também a envolvem.

Se continuarmos a nossa marcha para frente, após atravessar a corrente d'água, ao chegarmos na outra margem, sentiremos as mesmas influências precedentes, isto é, as sete linhas de força, porém em sentido inverso.

Numa prospecção é muito conveniente marcar todos os pontos em que o instrumento reage.

Na operação executada, como foi explicado acima, o operador notará o encontro de quatorze (14) linhas de força, sendo sete (7) de cada lado, além das quais não se percebe nenhuma influência.

Um principiante pode enganar-se e arrisca-se a tomar uma ou outra das linhas de força pela linha d'água. Deve, portanto, repetir várias vezes a operação até ter a certeza de que, realmente, não incidiu em nenhum erro.

Repisamos, ainda (para pessoas de sensibilidade regular), que o instrumento (o pêndulo) reagirá sobre as sete linhas. Mas há pessoas de extrema sensibilidade que se ressentem de reações muito mais numerosas. Um muito afamado radiestesista diz ter visto certas pessoas provarem até 28 harmônicas do fluxo principal. O Abade Mermet concorda com esse caso, dando como causa o tempo. Quando este está carregado de eletricidade ou prenunciando uma tempestade próxima, as sete linhas de força podem-se repetir duas, três, quatro ou mais vezes, o que poderá dar a idéia de que a água está muito longe. Esse fenômeno é devido à "vacilação". Em tais casos, convém cessar o trabalho e aguardar que as radiações se formem em coluna vertical, se o estudo é de uma corrente d'água, fenômeno que faz desaparecer todas as linhas enganadoras paralelas à corrente.

A "grande paralela" ou linha de força exterior é reconhecível por ter, de um lado, mais linhas de forças e do outro lado nada. É um terreno neutro no qual o pêndulo fica parado.

O pêndulo dá oscilações nas linhas de força, principalmente mais acentuadas, na grande "paralela" e na "mediana". Essas oscilações são paralelas à corrente.

Da "paralela mediana" em diante, o pêndulo dá "girações" de fraco desenvolvimento que vão se transformando em elipses. Estas desenrolam-se com mais força ao se aproximarem da água e ao chegarem a prumo da margem da corrente; as elipses transformam-se em perfeitas "oscilações" que perduram durante a travessia da corrente do veio d'água até chegar na outra margem; e, desta em diante, repetem-se os mesmos movimentos do pêndulo que assinala o encontro das mesmas linhas, porém em sentido inverso.

Se aparecerem "imagens magnéticas", o operador valer-se-á, para a sua eliminação, dos métodos já descritos no parágrafo que trata da eliminação das imagens e das neutralizações.

Para demonstrar que as linhas de força rodeiam, envolvem e acompanham a corrente d'água subterrânea, corrente que pode ser a de um pequeno curso d'água, como também a de um grande rio, e que formam ao seu redor, com os "campos magnéticos", delimitados pelas mesmas linhas de força, como que um imenso cilindro no centro do qual corre a água, expomos graficamente na Fig. 29 as disposições que ocupam essas linhas; e mostramos o cilindro em corte constituído pelos sete campos magnéticos e as linhas de força (Fig. 30).

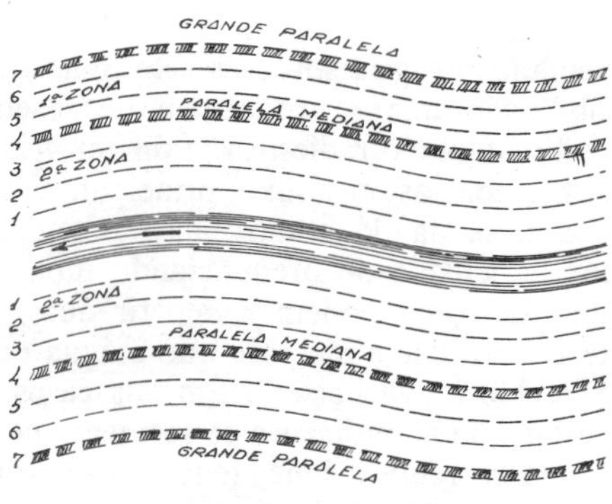

CORRENTE D'ÁGUA SUBTERRÂNEA
(CORTE ESQUEMÁTICO)

FIG. 29

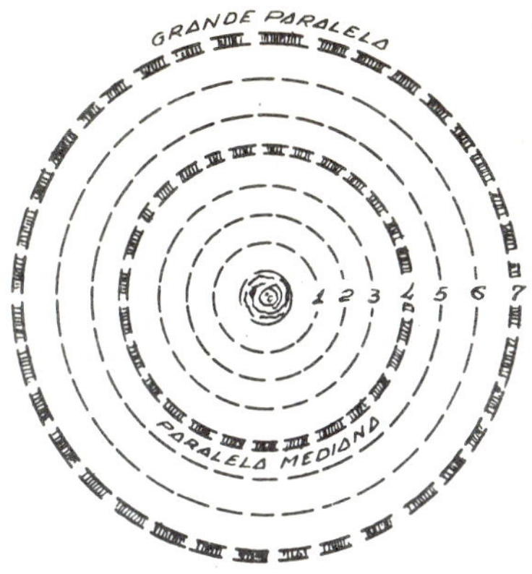

FIG. 30

A comparação dessa tal formação pode ser dada por um cabo elétrico cuja alma metálica é envolta por sete isoladores e 5 superpostas de um tecido impregnado de borracha.

No caso da água, cada linha de força desprende radiações que se elevam até atingir o solo e continuam elevando-se até uma altura indeterminada. São elas assinaladas a um pouco mais de um metro do chão pelos instrumentos do vedor que manifestam a sua captação por "oscilações" (VII), desde a "grande paralela" até a "paralela mediana", e em seguida por girações que se transformam em "elipses", dando margem, depois, a "oscilações", ao chegar acima da água verdadeira, isto é, do veio.

Empregamos esta expressão porque sobre as linhas de força o pêndulo dá as cifras características da série da água, o que pode fazer com que os principiantes errem.

Essa é a teoria concebida pelo Abade Mermet.

Quanto às fontes manantes, ver a Fig. 30, para disposição das linhas de força ao redor do ponto emergente.

Para comprovar a existência real da água, emprega-se um pêndulo que consiste num frasquinho cheio d'água, suspenso por um fio. Quanto à qualidade, a comprovação poderá ser feita pelo mesmo processo, com água pura no frasquinho de água potável, e em seguida mudando a água ou tendo outros frasquinhos com tipos de água mais ou menos adulterados.

Meios de reconhecimento do sentido das correntes d'água

Para se reconhecer a direção da corrente d'água, o vedor, com a sua forquilha na mão, caminhando na pista da água que acaba de descobrir, reconhecerá que marcha água acima, se a forquilha girar nas suas mãos; e que caminha água abaixo se a forquilha permanecer imobilizada (René Lacroix a l'Henri).

Segundo o Abade Mermet, com o pêndulo olhando água acima, este fica completamente imobilizado (exatamente o inverso do que se dá com a forquilha); olhando água abaixo, o pêndulo oscila vigorosamente. Segundo o Sr. René Lacroix, o pêndulo, água acima, dá oscilações no sentido da corrente, ou, às vezes, girações negativas; água abaixo, o pêndulo se imobiliza. Se por acaso se movimentar, será um movimento de aparência acidental, que pára e torna a se mover.

Para marcar o desenvolvimento do curso d'água, o operador deve aproximar-se de uma e outra beirada, e notará pelas oscilações do pêndulo quando estiver a prumo delas; e a uma distância de 3 ou 4 metros fincará pequenas estacas no chão: assim marcará a forma do curso d'água subterrâneo.

Fonte Manante

A fonte "manante", que em francês se chama "giffon", é uma fonte que surge perpendicularmente ao terreno. Em tal caso, as linhas de força formam, ao redor do ponto de onde surge a água, uma espécie de envelope concêntrico em que só se observam as influências ou radiações e que constituem o "campo de influência" que rodeia a "fonte manante". Além do círculo exterior, nenhuma influência se percebe (Fig. 31).

2.º MÉTODO: Prospecção pelo Raio Solar

Melhores resultados são obtidos por esse método quando o sol está se aproximando do horizonte dando um ângulo de 10 a 35 graus acima do horizonte. O operador passará então entre o sol e a parte do terreno onde se supõe existir uma corrente d'água. O pêndulo dará, ao cortar o raio solar, a cifra de série da água: 7. Segue este raio que vai inclinando-se até o ponto onde se reflete e faz um ângulo brusco. Neste momento, o operador acha-se exatamente acima da água. Mas há certas causas que, na prática, impedem essa perfeita exatidão, e a distância da água varia constantemente. O Abade Mermet recomenda o emprego de uma moeda com a qual se verifica, junta-

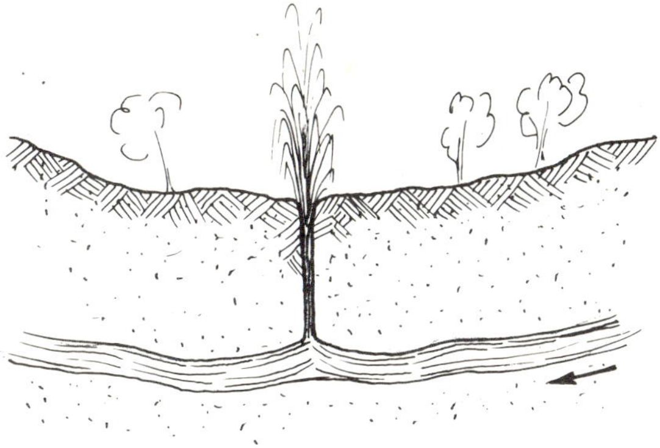

FIG. 31

mente com o pêndulo, a importância do desvio. Conhecida esta, faz-se a correção; ou então é preciso esperar que a reflexão se faça precisamente por cima da água.

3.º MÉTODO: Prospecção pelo Raio Capital

O vedor, tendo na mão o seu pêndulo, faz a chamada "volta do horizonte", virando sobre si mesmo, com o braço estendido mais ou menos horizontalmente. No instante em que esse braço, servindo de "antena", encontra o raio capital, o pêndulo oscila e dá a cifra de série da água. Marca-se essa direção na qual está a água.

A volta do horizonte faz-se lentamente, observando primeiro o terreno a curta distância (40 a 50 metros por exemplo). Em seguida, um pouco mais longe, aumentando a distância progressivamente se for necessário. Por experiência e por treinamento, o vedor bem exercitado pode avaliar exatamente a distância do corpo radiante pelos movimentos do pêndulo.

Confessamos que a nossa sensibilidade não nos permite semelhante resultado.

4.º MÉTODO: Oscilações Dirigidas

Recortes (Recoupements)

Estando no terreno, sem girar sobre si mesmo, e sem utilizar o braço em antena, o operador faz a si mesmo a seguinte pergunta: "Em que direção se acha a água?" O pêndulo oscila, e a direção das suas oscilações aponta exatamente o lugar, isto é, a reta que vai até ela.

Seja pela vegetação existente, qualquer planta ou árvore, ou ainda por uma baliza se for necessário, fica indicada essa direção; mudando-se de estação, transportando-se a um lugar algo distante para abrir um ângulo de 30 a 60 graus, repete-se a operação precedente, fazendo a mesma pergunta. A nova linha indicada pelas oscilações pendulares cortará a primeira num determinado ponto que determinará onde se encontra a água procurada.

Medição da Fonte ao Vedor

Método Mermet

Seja a fonte F que emana rente ao chão. O vedor, colocado a uma certa distância da fonte, num ponto P, e do qual conhece a direção pelo raio capital, sem se mover, vai acordando a sua receptibilidade de diversos comprimentos: 5, 10, 20, 30 metros... Quando acertar a distância, o pêndulo se movimentará.

Essa acomodação faz-se mais ou menos conscientemente, por hábito e como um reflexo, diz o Abade Mermet.

Outro processo, sempre com o emprego do raio Capital, dá o mesmo resultado e permite verificar a exatidão do método precedente.

Do Ponto P o vedor finca uma primeira direção da fonte em E e nota esse alinhamento com os objetos que se encontram no chão.

Mudando-se para o ponto P", repete-se a operação precedente. O ponto de interseção das duas linhas, PE e P'F, dará a posição exata da água, e as distâncias, P e P', do ponto de interseção, que podem ser medidas, caso necessário.

Os métodos de prospecção com o emprego dos raios acima descritos são próprios dos processos ensinados pelo Abade Mermet (Fig. 32).

Processo para avaliação da distância à Fonte ou ao curso d'água e sua medição

Para a medição da distância, ou melhor, a sua avaliação, o processo é o mesmo que o acima descrito. Pelo treinamento, na avaliação das distâncias, poderá haver organismos cuja perfeição atinge quase a exatidão de um taqueômetro.

Em tal caso, a sua realização depende da ultra-sensibilidade do organismo do operador, que o dispensa das operações do método acima.

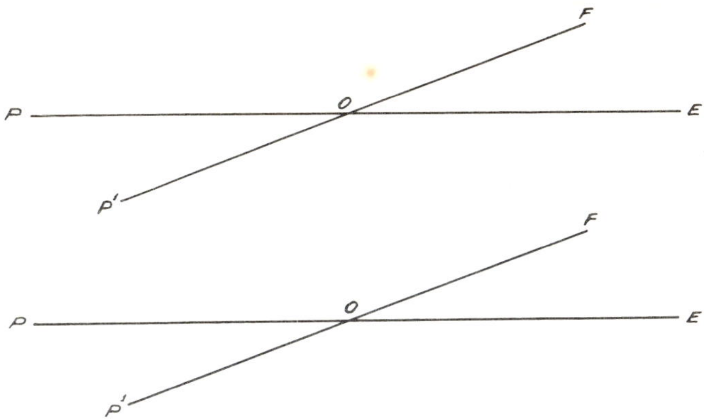

FIG. 32

Cálculo da profundidade das águas subterrâneas
(Método próprio do Abade Mermet)

Para a profundidade, o Abade Mermet admite que no ar acima do chão e numa altura correspondente à estatura de um homem é que se formam camadas magnéticas que correspondem às zonas subterrâneas de profundidade, porém em escala muito reduzida.

Se, por exemplo, se busca água, após ter levantado a mão que sustém o pêndulo o mais alto possível, e a abaixamos, progressiva e lentamente, ao atravessar a zona correspondente à zona subterrânea onde se acha a água, sente-se uma leve resistência, e o pêndulo, até então imobilizado, movimenta-se e dá as cifras de série da água.

Na altura dos olhos, indica água a 40 ou 50m.

Na altura da cintura, indica água a 100m.

Na altura dos joelhos, indica água a 200 a 250m.

Na altura dos tornozelos, indica água a 300 a 400m.

Parece que a experiência se passa como se o pêndulo, lentamente abaixado, atravessasse andares magnéticos na parte exterior do solo. Aquelas superfícies magnéticas envolvedoras são esféricas para um corpo isolado e cilíndricas para um corpo alongado, beta ou curso d'água.

Esse método foi adotado por muitos vedores que o praticaram, e por autores que o recomendam nos seus tratados de Radiestesia.

4.ª PARTE

CAPÍTULO VIII

OUTROS MÉTODOS PARA SE ACHAR A PROFUNDIDADE

Método do emprego do FIO perpendicular
Método dos 45 graus
Método da batida do pé
Método dos 45 graus do Fr. Benoit Padey
Método de verificação da profundidade pelo ângulo dos 5 graus.

Do emprego do fio perpendicular

Este processo é usado há muito tempo pelos vedores, e todos os autores o mencionam nos seus tratados, e é também aquele que dá os mais exatos resultados. É recomendado pelo Abade Mermet, que o praticou.

Consiste em colocar, num ponto "A" por exemplo, exatamente acima de um objeto isolado e soterrado, um metal qualquer, ou de forma alongada, cavidade falha, beta ou curso d'água, uma estaca na qual está fixado um fio metálico de cobre, isolado de preferência, na direção Norte; mas, antes de tudo, perpendicularmente à direção da beta, falha ou corrente d'água. Em seguida, tendo na mão esquerda um certo número de pequenos fragmentos de corpos de que se pode supor a existência soterrada; pedaço de calcário, de argila, de marna etc., e, suspenso o pêndulo acima de "A", se explora todo o comprimento do fio. Se o que se busca for profundidade de uma corrente, em que o pêndulo indicará água (cifra de série 7), o comprimento do fio do ponto de partida "A" a este, assinalado pelo pêndulo, corresponderá à profundidade da água. Isto é, essa experiência passa-se como se o fio tivesse sido enterrado verticalmente em "A", e se tivesse retirado ainda maculado pelas matérias constituintes das camadas atravessadas, cujos traços demonstrariam a sua profundidade exata (Fig. 33).

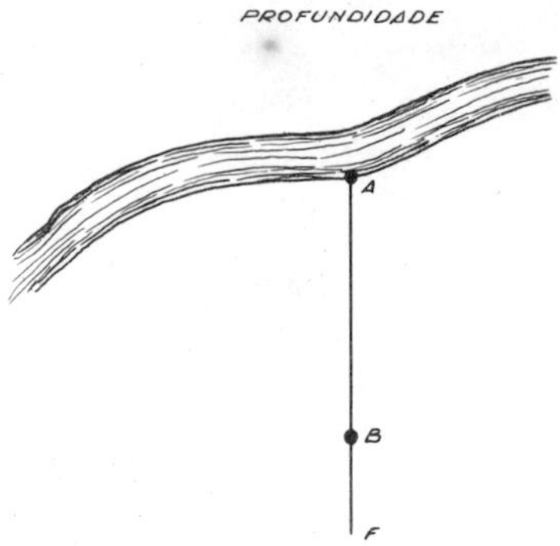

MÉTODO DO FIO PERPENDICULAR

FIG. 33

Não são os elementos materiais que descobrem o pêndulo, mas, sim, as vibrações radiestésicas.

Se se tratar da busca de um mineral ou metal qualquer, a repetição da operação com "testemunha" comprovará a exatidão da experiência.

Método dos 45 graus

Em terrenos homogêneos de profundidades que não excedam os 50 metros, é perfeito o rendimento desse método.

A distância entre a primeira linha de força e o prumo da corrente é igual à profundidade da água.

Assim, na Fig. 34, a corrente tem a profundidade AB - BC. A verificação pode ser feita do outro lado da corrente.

Se a distância AB exceder os 100 metros, por exemplo, admitindo-se que numa mesma propriedade a corrente d'água (curso d'água) não se mantenha na mesma profundidade, e que é a mais aproximada do chão em que se deverá fazer a sondagem com menos gastos, será necessário fazer numerosas experiências para reconhecer o ponto ótimo. De 5 em 5 metros será preciso fazer uns vinte vaivéns, desde a grande paralela até a corrente d'água e vice-versa. O Sr. René Lacroix, que indica o processo, preconiza para a verificação o método das "batidas do pé".

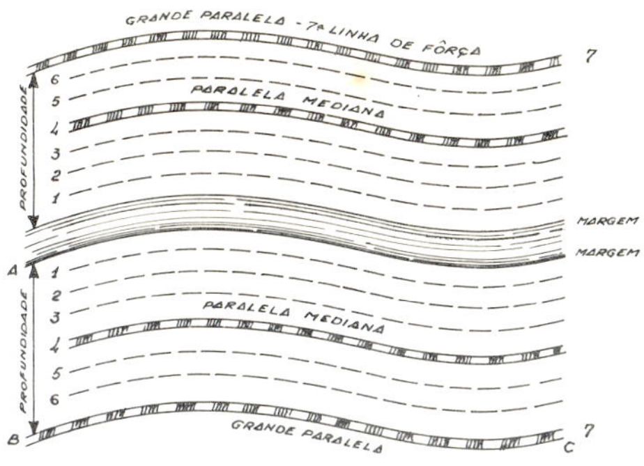

AB = BC = PROFUNDIDADE
(CORTE ESQUEMÁTICO)
FIG. 34

Aqui, citamos o que dizia, desde 1693, o "Abade de Vallemont", quanto ao método indicado acima e que traduzimos: "Hoje, os que buscam água com a forquilha dizem, aproximadamente a um pé ou pé e meio, qual a profundidade da terra onde ela está. Operam do seguinte modo: quando acham um lugar onde se inclina a forquilha indicadora da água, marcam o ponto em que o movimento foi mais violento; depois, desse ponto, vão avançando até não sentirem mais força alguma que atue na forquilha, e assinalam no chão esse lugar. Enfim, medem a distância de um ponto ao outro e dizem que é a mesma da profundidade do lugar onde ocorre o regato (*ruisselet*) d'água. Existirá no mundo algo mais curioso e que mereça ser melhor examinado e aperfeiçoado?. . ."

Método da batida do pé (Coup de pied)

Achando-nos no ponto P, exatamente sobre a corrente d'água, tendo o pêndulo girando por cima, num ritmo de 1/2 segundo, levanta-se o pé direito e bate-se com ele no chão, contando as batidas; num momento dado, o pêndulo pára de repente, ou descreve uma elipse ou oscila. A profundidade corresponde a tantas vezes 33 centímetros quantas forem as batidas contadas. O operador poderá também recordar-se do valor de cada batida: 1 metro por exemplo.

O número de batidas corresponderia ao número de metros de profundidade.

Este meio é mais aceitável no uso da forquilha, pois, com o pêndulo, cada batida do pé moveria o braço que o sustenta.

Há radiestesistas que se limitam a levantar a ponta do pé, batendo no chão como se marcassem o compasso. Os dois meios são bons, mas é preciso treinar até conseguir mexer o pé sem alterar os movimentos do pêndulo.

Para grandes profundidades, há outro método; mas, desejando-se conhecer diversas profundidades da mesma corrente, quer água acima, quer água abaixo, pode-se proceder a uma operação idêntica às descritas acima.

Esse processo poderá permitir a descoberta de uma segunda corrente abaixo da primeira, e que poderia escapar ao método dos 45 graus. O sentido da corrente poderá permitir o reconhecimento exato do curso e saber se não se trata de um outro (Fig. 35).

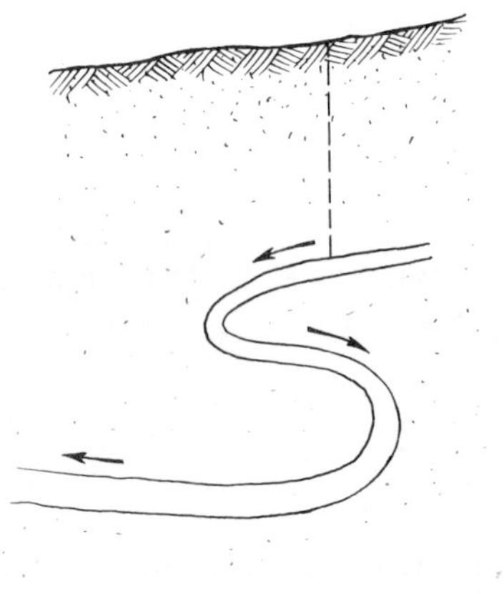

FIG. 35

Método dos 45° de Fr. Benoit Padey

Seja uma fonte ou uma corrente d'água da qual se conhecem as beiras e o sentido da corrente.

Tomam-se dois pontos nas suas beiras na mesma perpendicular, no sentido da corrente. As distâncias " AA' " são a largura da corrente. Cravam-se estacas em "A" e em " A' ". Amarra-se em uma delas, em " A' ", por exemplo, um fio, metálico ou não, que estendemos no chão perpendicularmente à direção da corrente e exteriormente à fonte. Esse fio deve ter um comprimento dois a três metros maior do que a profundidade presumida da água. Seja, portanto, " A' " " F' " (Fig. 36).

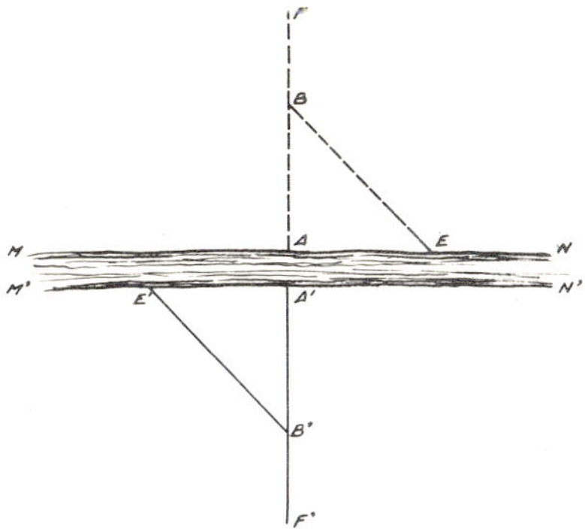

PROFUNDIDADE

FIG. 36

O operador, com a forquilha na mão, anda sobre o fio de " A' ", em direção a " F' ". Num ponto do fio, em " B' ", com uma terceira estaca, marcará esse ponto e verificará com exatidão a sua posição, caminhando no fio de " F' " a " A' ". Se o ponto for exato, chegando em " B' ", de novo sentirá a mesma repulsão da primeira vez, e continuará sua marcha até "A". Se em "A" o operador achar uma zona de influência negativa "C", terá a prova de que o ponto de repulsão em " B' " é realmente relativo ao curso d'água, porque todas as influências que lhe são próprias acham-se desviadas pelo fio estendido no chão.

Se em "A" não se achar a zona negativa, será porque o ponto de repulsão " B' " não se relaciona ao curso d'água estudado.

Neste caso seria preciso neutralizar a influência do outro objeto radiante, isto é, as outras radiações e tornar a repetir as primeiras operações para achar o lugar certo onde se produz o ponto de repulsão " B' ".

Observação importante: ademais, o fio metálico estando colocado, acontece, às vezes, que o ponto de repulsão não se sente, indo de " F' " a " A' ". É porque o lado do curso d'água em " A' " se acha do mesmo lado que o sol. Coloca-se então o fio do outro lado e se recomeça a primeira operação.

Continuando o desenvolvimento das teorias e métodos de Fr. B. Padey, o operador, tendo achado e determinado o ponto de repulsão "B' ", deve encontrar do outro lado do curso d'água, em "B", uma influência virtual de forma retangular cuja distância de "B" a "A" é igual a de " A' " a " B' ", ou seja, " AB = A' ".

Se "AB" não igualar "A' B' " em mais ou menos alguns centímetros, será devido à existência de causas estranhas nos arredores. É preciso buscá-las e neutralizá-las.

Outro meio de verificação: estendido no chão o fio condutor, a corrente d'água acha-se completamente neutralizada à direita e à esquerda da linha "A A' ". Essa neutralização acaba nos pontos "D D' " e "E E' ", tais que "A D" = "A E" = "A B" = profundidade da água (Fig. 37).

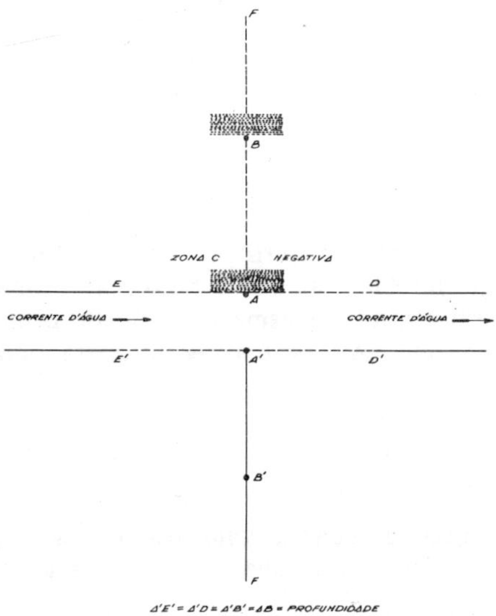

FIG. 37

Método de verificação da profundidade pelo ângulo dos 5 graus

Retirado o fio condutor, o operador busca sumariamente com a forquilha o ângulo dos 5º que sempre se acha do lado esquerdo da corrente d'água.

Coloca em seguida um ímã no chão após tê-lo raspado (o chão), e a uma distância máxima de 1 metro do ponto de influência 5º, sumariamente achado com a forquilha.

O ímã tem por fim suprimir a vacilação dos 5 graus (Vide Cap. IX).

Observação: A influência dos 5 graus atrai a forquilha e iguala a décima nona parte da profundidade. A fim de ter essa largura o mais exatamente possível, porquanto um erro cometido repercutiria na profundidade, multiplicada por 9, serve-se do ímã.

Isto dito, o ímã, uma vez colocado, a largura dos 5° se mede do ímã até o espaço neutro que expressa a espessura da corrente d'água ao lado do hidrogênio. Se os 5° estiverem ao lado do oxigênio, a largura se medirá sempre, desde o ímã até a parte neutra.

Essa parte estará situada entre a influência do oxigênio e os 5°.

Para dar maior clareza ao que foi dito, damos a seguir um esquema que expõe graficamente a teoria das influências das águas, segundo Fr. Padey, e demonstra as suas radiações (Fig. 38).

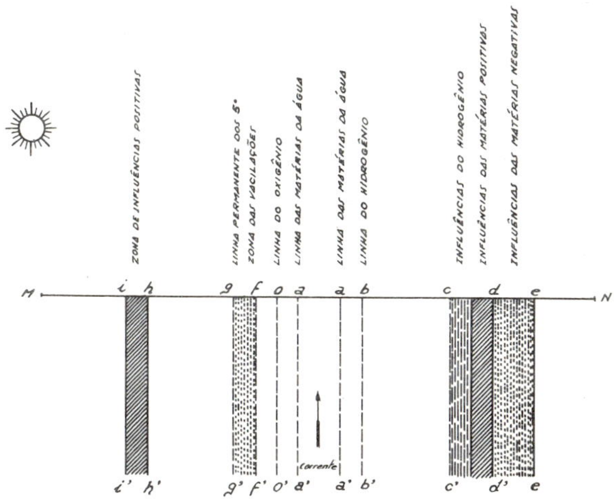

FIG. 38

Nos diversos processos já descritos para achar a profundidade de uma fonte ou corrente d'água, ou ainda de um minério, indicamos alguns que são os preconizados pelo Fr. Padey. Achamos conveniente, antes de prosseguir, expor o método desse autor na busca de uma fonte ou de uma corrente d'água subterrânea.

Somos induzidos a expor esse método por ser, até certo ponto, diferente dos descritos acima, e pelo fato de existirem diferenças sensíveis entre as experiências comparadas de um processo a outro, sem que, por isso, o resultado final seja alterado. Aqui, pois, assinalaremos aquilo que concerne especialmente aos movimentos do pêndulo.

Essas diferenças que se notam entre diversos autores podem baralhar a compreensão dos processos descritos no espírito dos estudantes. Mas, é preciso, para preveni-los das dúvidas que forçosamente terão, quando presenciarem movimentos que estarão em contradição com os previstos nos manuais de autores que foram radiestesistas afamados.

Em resumo, os movimentos do pêndulo: girações num autor, girações negativas noutro, oscilações para um, girações para outro, ou ainda oscilações paralelas na mão de um e perpendiculares na mão de outro. Essas diferenças, quando constatadas, desconcertam os estudantes. Embora pareçam ter importância para o principiante, convém dizer que elas são apenas relativas. Os movimentos do pêndulo são funções de diversos fatores. Uns se encontram no próprio operador; excesso ou falta de sensibilidade; polarização normal ou invertida; ações positivas ou negativas das influências ou das que a elas se avizinham, e das que corroboram as de proveniência fisiológica do operador. Finalmente, pode ainda entrar em jogo o material de que são confeccionados os instrumentos.

Não faremos aqui menção de tais diferenças. O estudante irá notá-las por si mesmo, mas, prevenido, saberá tirar as conclusões cabíveis.

CAPÍTULO IX

BUSCA DE UMA CORRENTE D'ÁGUA
MÉTODO DE FR. PADEY

Os grandes sulcos. — Vacilações. — Reação do Pêndulo. — Método Christophe. — Método Henry de France de correção da profundidade. — Método empírico de calcular a profundidade.

Reportando-nos à fig. 38, vamos expor, a seguir, o método de Fr. Padey de busca de uma corrente d'água subterrânea, e reconhecer as suas influências.

Supondo que o operador, atravessando um terreno de "M" a "N", encontre uma corrente de água em "A". Virando do lado do sol, partindo do meio da corrente, encontrará em "a" uma influência do oxigênio da água; em "f" uma parte ou espaço neutro. Em seguida, em "g", uma influência representada na figura em pontilhado que chamamos de "ângulo dos 5º". A parte em branco que vem em seguida representa um espaço que a parte pontilhada vem ocupar e dele torna a voltar a sua posição anterior, onde está indicada, fazendo assim um vaivém constante que se chama "vacilação".

Em "i h" acha-se uma influência positiva representando as influências positivas da água. Voltando em "A" e dirigindo-se para o lado oposto ao sol, encontram-se em "a' " as influências que se referem à mineralização da água em "b", o seu hidrogênio, em "c" a repetição de "b' ". A distância que se acha entre essas duas influências é a que se chama "ângulo dos 45º", e que serve para indicar a profundidade da corrente d'água. Do outro lado da corrente a distância de "o' " a "i' " e "h' " deve ter o mesmo comprimento.

De cada lado da corrente, logo após a influência "c' ", vê-se uma faixa mais sombreada que representa os minérios positivos da água; entre "d' " e "e' ", numa mais larga, estão representados os minérios e matérias negativas da água (Fig. 39).

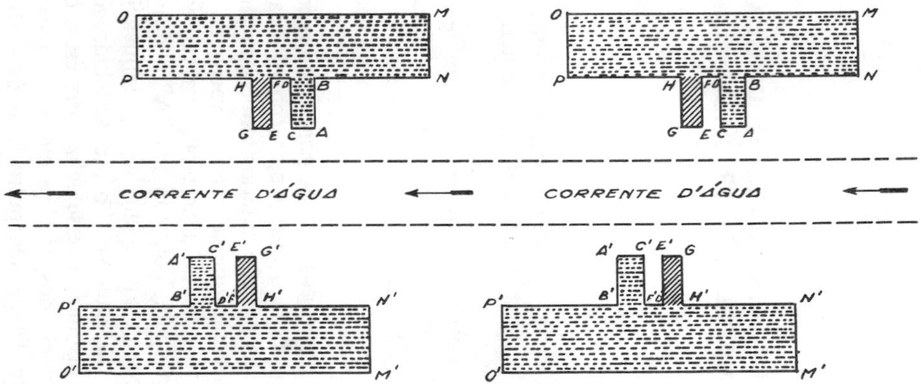
O
M
P
N
H
F
D
B
G
E
C
A
CORRENTE D'ÁGUA
CORRENTE D'ÁGUA
A'
C'
E'
G'
G
B'
D'
F'
H'
P'
N'
O'
M'

FIG. 39

A parte que acabamos de descrever compreende somente o que Fr. Padey chama "Primeiras radiações das águas". Para não deixar incompleto o seu método, vamos expor a segunda parte que é denominada:

Segundas radiações das águas: Essas segundas radiações concernem sobretudo ao que é relativo à mineralização da água, isto é, ao seu conteúdo de matérias minerais e do seu produto líquido.

Os campos de influência ou zonas que compõem essas segundas radiações têm uma forma retangular, por isso o autor deu-lhes o nome de "radiações retangulares".

Para a compreensão disso é indispensável reportarmo-nos à Fig. 38 que acompanha a descrição do Autor.

Essas radiações compreendem três partes distintas:

A) Uma zona de influência perpendicular à direção da corrente d'água "ABGH", "A' ", "B' ", "G' " e "H' ", denominada "canal" e que se compõe de:

a) de uma parte negativa "ABCD", "A', B', C' D' " mais ou menos larga segundo a quantidade de matérias negativas contidas na água;

b) um espaço "neutro", "CDEF", "C', D' E' F' ", de largura constante (30 centímetros).

c) uma parte "positiva", "EFGH", "E', F' G', H' ", mais ou menos larga, conforme a quantidade de matérias positivas contidas na água.

A zona de influência ou "canal" principia à pequena distância da fonte ou corrente d'água; está disposta de tal maneira que o observador, dando as costas à corrente, tem sempre à direita a parte negativa "ABCD", "A', B', C', D' ".

Como indica a figura, os "canais" situados de um lado e de outro da corrente não estão frente a frente uns dos outros; ao contrário, são intercalados de uma margem a outra, de modo que a influência positiva de um "G'H' ", por exemplo, começa na mesma altura onde acaba a outra "GH".

B) Comunicando-se com o "canal", há uma zona de influência "negativa", "MNOP", "M', N', O', P' ", em forma de retângulo cujo lado maior é paralelo à direção da corrente.

Para as águas potáveis, essa zona é denominada "fluido cheio", o que quer dizer que as influências se ressentem de toda a sua superfície. Quando as águas não são potáveis, as influências não se ressentem senão nas margens, excluída a superfície compreendida entre os lados do retângulo. Ou, para mais clareza, somente nas linhas do perímetro do retângulo.

A largura daquela zona varia segundo a quantidade de matérias negativas em dissolução nas águas correntes.

Observação: É de toda a evidência que os retângulos, estando determinados em suas dimensões pela composição da água que pode variar a cada momento, conforme a natureza dos terrenos que a corrente atravessa, não têm nem podem ter a regularidade geométrica representada na figura.

Esses retângulos são mais ou menos desenvolvidos segundo os lugares onde se verificam; por conseguinte, os espaços neutros que os separam variam nas suas dimensões. Mas há uma causa que fica bem determinada: é a alteração dos canais e dos retângulos nas duas margens.

Tais canais constituem um meio infalível de distinguir a influência de uma corrente d'água de outra influência, oriunda de outro corpo ou matéria.

A largura dos canais (entrando nessa medida as duas linhas de influências) serve também para reconhecer e determinar a potabilidade da água.

Se essas duas influências, unidas à parte neutra que as separa, não tiverem mais que a largura de 1 metro, a água será de qualidade superior. Quanto mais largas forem aquelas influências, piores serão as águas. E se a sua largura ultrapassar 6 metros, a água não será potável.

Os grandes sulcos de Fr. Padey

Os grandes sulcos que se produzem sempre na direção das correntes d'água são em número de nove quando todos se manifestam, o que se verifica quando a água está muito carregada de calcários. Mas isto raramente acontece. Os dois primeiros têm uma largura de 6 a 7 metros.

Os vedores principiantes influenciam-se facilmente para o ângulo dos 45° em profundidade. Erro em que o autor confessa ter incorrido. Todas as nascentes e correntes d'água devem ter alguns sulcos, e as que os não possuem têm águas que não são potáveis.

Esses sulcos, achando-se sempre do lado direito da corrente, servem também para distinguir e reconhecer a sua direção. As radiações ou influências não podem nunca fazer-se sentir além do ponto onde a influência dos 45º começa a ser sensível. Se as suas radiações não puderem ser polarizadas integralmente antes de chegar a esse ponto, a parte a ser produzida mais além estaria suprimida. É o que acontece com correntes de água pouco profundas.

A influência dos 5 graus atrai a forquilha (VIII). Nos espaços neutros a forquilha continua virando sempre, até chegar à influência dos 45º, cuja parte positiva a impelirá, enquanto a negativa a atrairá.

Vacilação

A amplidão das vacilações é de 60 centímetros ao máximo e tem uma duração de 15 segundos no máximo, quando as influências são provenientes das radiações da água (Fontes e cursos d'água subterrâneos). Mas a amplidão e girações são duplicadas para as que emanem de metais ou de minérios. O ponto extremo onde a vacilação tem um campo de influência está indicado por uma pequena linha fixa, de influência negativa, fácil de ser encontrada no terreno.

As influências das radiações das fontes e correntes d'água dão suas vacilações perpendiculares à corrente.

A supressão das vacilações, que deve ser suprimida a fim de se medir exatamente uma zona de influência, é conseguida depositando no chão, na terra nua, um ímã, a menos de 1 metro da influência a fixar.

Reações do Pêndulo

Nas vizinhanças das fontes e das correntes d'água, segundo Fr. Padey, o pêndulo oscila paralelamente ao leito da corrente, e no seu sentido, mais fortemente do que no oposto, quando se aproxima das margens da corrente.

O pêndulo gira em círculo quando está acima da corrente, e fora dela oscila perpendicularmente à sua direção, e isto de cada lado, até uma distância igual à profundidade da corrente abaixo do chão.

Sobre a influência dos 45º, o pêndulo gira em círculos, além disso (lado de fora), o pêndulo fica imobilizado (Fazemos notar aqui que a influência dos 45º corresponde à paralela mediana do Abade Mermet).

Reiteramos que o sentido das rotações ou girações do pêndulo são funções da polarização do operador.

Método Christophe (modificado)

Para a aplicação desse método usa-se um goniômetro especial (goniômetro radiestésico) do inventor do método.

É uma variante dos métodos que empregam os ângulos dos 45º e dos 5º, se admitirmos com o Fr. Padey que a última linha de força antes de atingir a beira d'água faz um ângulo de 5º com a vertical da margem considerada. Esse processo, preconizado pelo engenheiro Christophe, requer o uso de duas balizas, uma que se finca na vertical do curso d'água, e outra que recebe o goniômetro com luneta. Utiliza-se o raio Capital.

O goniômetro compõe-se de um meio (1/2) círculo graduado, com a parte convexa voltada para baixo. No centro acha-se uma flecha que a mão faz girar na graduação do círculo, tendo em seu eixo um fio espichado no centro de uma fresta; o círculo é graduado em 180º.

O operador coloca em "A" a baliza a prumo da corrente, e em "B", perpendicularmente ao sentido da corrente, o goniômetro radiestésico. Em seguida, recorda-se mentalmente da água (busca o raio Capital); da mão esquerda dirige-se a ponta da flecha primitivamente a zero (0), devagar para o chão; ao ponto "D", da graduação do goniômetro, o pêndulo começa a mover-se e indica a direção do lugar buscado.

Formou-se um triângulo retângulo no qual o goniômetro dá para o ângulo "BEX" 72 graus.

É preciso lembrar que a soma dos ângulos de um triângulo somam 2 retos, tendo-se no triângulo retângulo, para o ângulo, "E X B" 18º (180º − 90º = 72º + 18º).

De outra parte, tem sido medido no terreno: "B E" = 5 metros, e "A B" = 1 metro e 20 centímetros.

Para conhecer "B X", o cálculo será dos mais fáceis. Mas, para simplificar e evitar cálculos, constrói-se graficamente o triângulo na escala de 1:100 (1 centímetro por metro); e acha-se para "B X", 16 m e 20 cm. "A B" = 1 m. e 20 cm; ter-se-á para "A X", 15 m (16,20 − 1,20 = 15,00) (Fig. 40).

Para comprovar a exatidão da operação, muda-se o goniômetro de lugar, mas sempre perpendicularmente à corrente, e repete-se a operação. O resultado deverá ser igual ao achado na primeira operação.

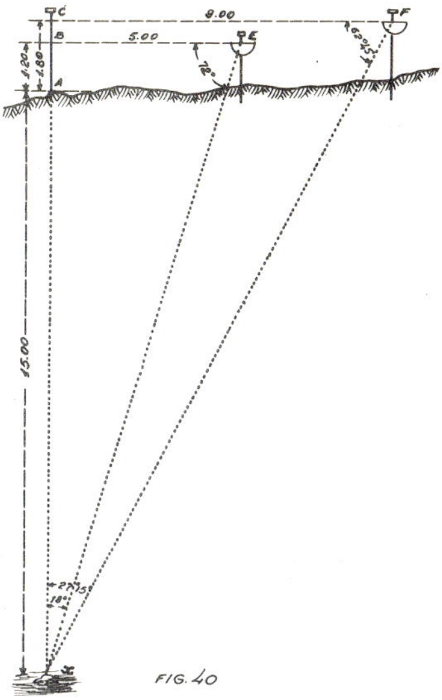

FIG. 40

As distâncias "B E" e "C F" são arbitrárias, mas, em se tratando de buscar a profundidade de uma corrente d'água, devem ser escolhidas para que se apresentem perpendicularmente à corrente. Se for para determinar a profundidade de um minério, metal ou outro corpo, qualquer direção serve. Nesse caso, é recomendado valer-se da direção Norte.

Nota: O ponto "x" pode ser um objeto qualquer, um minério, um metal, um tesouro, um subterrâneo ou cavidade.

Antes de concluir as referências quanto aos diversos processos usados para medir a profundidade de um corpo ou matéria qualquer soterrada ou de uma corrente d'água subterrâena, citaremos ainda um dos métodos de V. de Henry de France, para a correção dos dados encontrados, quando há uma camada de argila ou de outras terras úmidas entre o operador e a água ou o corpo pelo qual se busca a profundidade (Fig. 41).

Constata-se com a forquilha e com o pêndulo que um corpo qualquer em estudo encontra-se circundado por um campo ou zona de influência, que pode ser circular, ovalada ou elipsóide, segundo a forma do corpo.

Quanto mais a mão do operador se elevar acima do corpo, maior superfície abrangerá a zona. Constitui-se, pois, uma forma geométri-

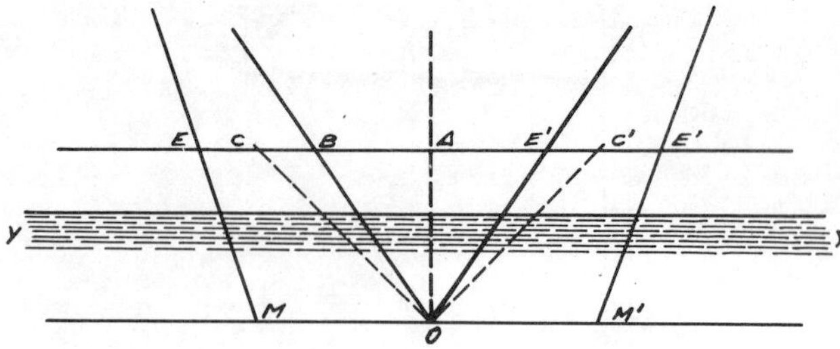

ZONA DE INFLUÊNCIA GERAL...... AE = AE'

PROFUNDIDADE APARENTE....... AB < AO

" REAL........... AC = AO

ZONA DE INFLUÊNCIA VERDADEIRA. BE = OM

FIG. 41

ca que é a de um elipsóide de revolução. Acima de um corpo deve-se notar uma variável que é a distância da mão do operador ao corpo soterrado, e uma constante que é a zona de influência.

O ângulo formado pela geradora e o eixo do cone é de 45°.

Quando se gira ao redor de um objeto no sentido dos ponteiros de um relógio, não se nota resistência alguma com a forquilha, porém em sentido inverso é muito diferente. O campo de influência parece animado de um movimento giratório, no sentido dos ponteiros de um relógio, e dá a impressão de que uma força vertical desce sobre o objeto e o operador. Mas essa força é conhecida e mesmo medida (Ch. Maurain, "Physique du Globe"). É que a corrente elétrica de condução é vertical e se faz sentir. Pois V. de Henry de France faz com que essa força intervenha como uma das causas dos movimentos que constatamos.

Supondo agora que entre o objeto e o operador se ache intercalada uma camada composta de substâncias boas condutoras de eletricidade, uma parte da força vertical achar-se-á absorvida e o raio da zona de influência será reduzido. Por conseguinte, o ângulo formado pela geradora e o eixo do cone ficará igualmente reduzido. Esse ângulo poderá então se tornar inferior a 45°.

Quando se estuda uma corrente d'água, o plano bom condutor não é outro senão uma camada de argila, ou outro terreno úmido. Por aí vê-se que é muito fácil explicar os erros de profundidade.

Todavia, há meios de retificar e corrigir esses erros.

Se, por exemplo, foi encontrada, por alguns dos processos de costume, uma profundidade de 40 metros, servindo-se do "metro duplo", descendo e tornando a subir o pêndulo, nota-se que isso indica uma zona molhada ou uma fraca corrente d'água, antes da corrente precedentemente registrada. Sejam 30 centímetros, em seguida à primeira descida, correspondentes a 40 metros; depois, 60 centímetros, em segunda descida após nova subida do pêndulo; valendo-se dos processos de multiplicação, sopro ou ponta (*souffle ou pointe*) pode-se anotar: x/40 60/30, de onde x 80 metros, profundidade real.

Na busca das águas é conveniente verificar a existência dessas particularidades e levá-las em conta, particularmente porque com muita freqüência podem ser encontradas no subsolo camadas de argila, de marna ou de outras terras carregadas de umidade, que separam a corrente d'água do operador e são percebidas com o pêndulo quando se opera devagar e com muita precisão e atenção.

Ademais, seria muito conveniente prospectá-las previamente e com a ajuda de testemunhas.

Reconhecida a sua presença, pode-se calcular a sua profundidade e a espessura da camada. Esses conhecimentos podem permitir as correções e, sobretudo, prevê-las. Ou então, valendo-nos do processo do Abade Mermet, que consiste em usar diversas amostras das supostas camadas, que se guardam na mão esquerda, como testemunhas (Ver o capítulo VII, "Cálculos da profundidade").

Método empírico do cálculo de profundidades

Esse método poderia se chamar método "das pedrinhas". Diversos vedores o praticam. As pedrinhas podem contudo ser substituídas por quaisquer outros objetos, porém escolhidos e da mesma natureza em cada experiência. As pedrinhas são geralmente mais fáceis de ser encontradas no terreno.

Achando-se sobre a corrente d'água ou da fonte, suspende-se o pêndulo, fixando o operador toda a sua atenção na busca que se propõe realizar, isto é, o cálculo da profundidade. Dois casos se apresentam:

1.º) O pêndulo permanece imóvel:

Um ajudante coloca na mão esquerda do operador pequenos objetos, tanto quanto possível no mesmo tamanho, porém da mesma natureza; pedacinhos de madeira, pedrinhas, moedas ou pequenos fragmentos de chumbo, zinco ou estanho, tendo previamente admitido, mentalmente, que cada objeto representa, por exemplo, 1 metro de profundidade; ao depositá-los, conta-os em voz alta. Quando, pelo número depositado, se atinge a profundidade, o pêndulo entra em movimento.

2.º) O pêndulo é posto em movimento, oscilando ou girando:

Logo que o número de pedrinhas, ou de outros objetos, alcança a profundidade, o pêndulo pára e se torna imóvel. Nos dois casos, a profundidade foi assinalada. Contam-se os objetos depositados. O seu número indica a profundidade da corrente d'água em metros.

Em suma, esse processo se aproxima do da contagem executada a uma certa cadência determinada, ou ao da batida do pé que também se faz contando, após ter reconhecido prévia e mentalmente que cada algarismo vale por 1 metro de profundidade, por exemplo.

Quem dará a explicação de tal coincidência?

O processo não é científico. Mas os vedores que o praticam tiram dele resultados de uma exatidão que se pode dizer assombrosa, apesar de seu empirismo.

A explicação desse fenômeno existirá, de certo, porém não sabemos de ninguém que a conheça, contudo pode-se afirmar que não há nela nada de sobrenatural.

O que há é que os nossos conhecimentos não são suficientes e a nossa perspicácia não está devidamente aguçada para desvendar o mistério que encobre o fato. Dissemos mistério, nesse caso, por ser justamente o fato incompreensível e inexplicável em face da exatidão proporcionada por tal método.

CAPÍTULO X

CÁLCULO DA PRODUÇÃO LÍQUIDA DE UMA CORRENTE D'ÁGUA SUBTERRÂNEA (Método de Fr. Padey)

Pontos de repulsão nas beiras das correntes. — Pressão da água nas correntes subterrâneas. — Fontes sinfonantes. — Lençóis de águas subterrâneas.

A sensibilidade pessoal do operador é a primeira a ser considerada com relação à amplidão das oscilações e à velocidade do pêndulo no cálculo da produção líquida de uma fonte.

É preciso, pois, que cada operador experimente o seu organismo com ensaios sobre a produção líquida que dará, por exemplo, uma canalização conhecida, por meio de uma torneira, e que registre, ao mesmo tempo, a amplidão e a velocidade dos movimentos do seu instrumento. Desse modo poderá estabelecer uma tabela que servirá de base nas diversas experiências que, posteriormente, terá de realizar no terreno.

Assim, saberá que tal amplidão e tal velocidade das oscilações corresponde a uma produção líquida determinada, num tempo dado.

Não há processo certo, diz o Abade Mermet, que possa substituir o estudo pessoal de cada um, visto que no resultado entra um coeficiente de sensibilidade.

Aqui está um exemplo para se ter uma idéia da produção líquida de uma fonte: se fraca, contar-se-ão 20 oscilações em 10 segundos; mais forte um pouco, 24 em 10 segundos também. Mas para avaliar em litros-minuto essa mesma produção, só depois de se ter constituído uma tabela como acima foi dito.

Um meio que temos praticado e que nos deu bons resultados é o seguinte: toma-se um recipiente de 1 litro, e debaixo de uma torneira meio aberta, por exemplo, enche-se o recipiente; ao mesmo tempo que um ajudante, tendo à mão um relógio, conta os segundos, o operador com o pêndulo conta o número de oscilações dadas pelo instrumento. Verifica-se que para encher o recipiente de um litro levou

15 segundos durante os quais o pêndulo terá dado 25 oscilações, portanto 4 litros em 60 segundos ou 4 litros por minuto. Cada oscilação representa uma produção de 16 centilitros.

Repete-se essa operação três ou quatro vezes, abrindo-se cada vez mais a torneira, até que dê o máximo da canalização, apontando os resultados na tabela que, constituída por dados assim recolhidos, dará para o cálculo da produção líquida de uma corrente (que não passe do máximo verificado) uma aproximação suficiente; aproximação que não pode ser matemática, salvo nos casos em que a força da corrente subterrânea for equivalente à pressão da água da torneira, o que pode acontecer.

No terreno. Suspenso o pêndulo acima de uma corrente d'água, contar-se-ão as oscilações do pêndulo, enquanto o ajudante observa as batidas no decorrer de 10, 15, 20 segundos. Se o pêndulo bateu 25 oscilações em 15 segundos, deduz-se que a produção líquida dessa corrente é de 4 litros-minuto. Se as oscilações forem de 10 em 12 segundos, seria pois de 5 litros-minuto.

A velocidade da água, numa corrente subterrânea, está em função da pressão e da inclinação ou declive da corrente. Este declive pode ser conhecido pelo cálculo da profundidade em dois pontos do trecho onde se faz o estudo da corrente, como também o volume aproximado das águas da corrente, uma vez determinada a superfície de sua seção molhada; finalmente, o pêndulo, pela amplidão e a velocidade de suas oscilações, completará as indicações quanto à velocidade da corrente, fornecendo assim dados comprobatórios para a produção líquida.

Método de Fr. Padey

Fr. Padey descreve um método minuciosamente detalhado para a obtenção da produção líquida de uma corrente d'água de 1 a 1000 litros, e de 1000 até alguns milhares, que a seguir vamos resumir.

Nas beiradas das correntes d'água, existem pontos em que a forquilha é repelida. Cada um desses pontos representa uma produção líquida de 10 litros por minuto.

Pontos de repulsão nas beiradas da corrente

Esses pontos, relativos à produção líquida, se encontram nas beiradas imediatas das influências normais (estas são as que se elevam acima da água que constitui a corrente encerrada nas suas duas margens) e também em campos ou zonas dispostas como está indicado no figura 42.

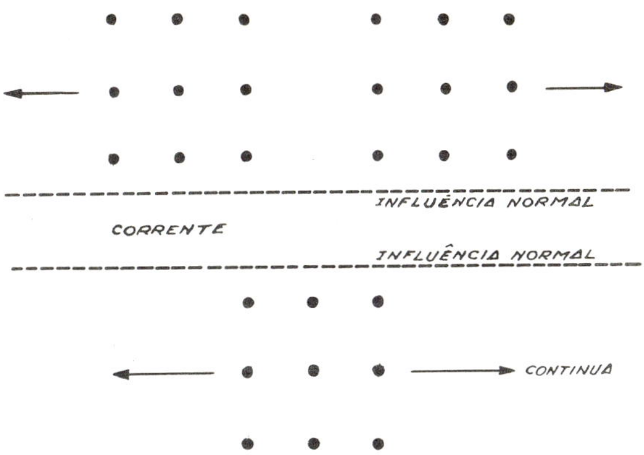

FIG. 42

Cada campo ou zona comporta 3 pontos de repulsão, no sentido paralelo ao da corrente, e pode compreender até 9 pontos mais além de cada um deles, mas no sentido perpendicular ao da corrente. Não pode haver mais de 10 pontos por coluna, quer dizer, 30 por campo. Cada campo é separado dos que o precedem e dos que o seguem por um espaço neutro, de idêntica largura; os campos estão dispostos em cada margem à frente do espaço neutro da margem oposta. Ainda mais, essa largura é igual à profundidade da corrente.

Cada ponto de repulsão corresponde a uma produção líquida "minuto" de 10 (dez) litros. Para ter a produção total da corrente, é necessário fazer a soma das repulsões sentidas "em um campo de cada lado da corrente". Assim, na corrente representada na figura 42, comportando 9 pontos de repulsão em cada margem, ou seja, 18 por dois campos, um de cada lado, dá 180 litros de água por minuto. Quando a produção não for múltiplo de 10, acha-se depois dos dois últimos pontos de repulsão, situados em diagonal, uma série de pontinhos de repulsão, cada um representando 1 litro de água.

Esses pontinhos, produzindo um simples movimento de repulsão na forquilha, podem existir em número de 30 em cada campo.

Se a corrente fornecer uma produção maior, cada pontinho existente poderá repelir a forquilha até 10 vezes. Por esse meio pode-se avaliar uma produção líquida muito importante. Diz Fr. Padey que há vários meios de avaliar a produção líquida de uma corrente subterrânea, mas que o mais seguro é o que se acha expresso à esquerda do espaço neutro entre a corrente e a linha de profundidade. Em apoio ao que foi exposto lembramos o seguinte método para verificação da profundidade: A 1 m aproximadamente de uma seção fluídica considerada, tendo o operador a parte fluídica à sua direita, observa a existência de uma linha de influência negativa, perpendicular à corrente. Essa linha é "I E" (Fig. 43), sendo o seu comprimento igual à profundidade da corrente no ponto considerado.

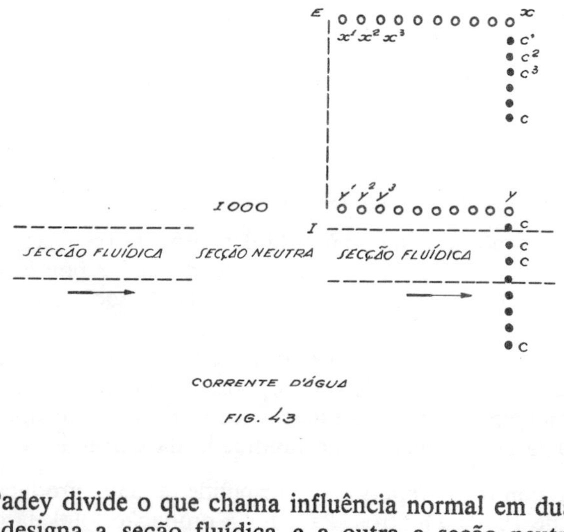

FIG. 43

Fr. Padey divide o que chama influência normal em duas partes: uma que designa a seção fluídica e a outra a seção neutra; ambas têm o mesmo comprimento, que é igual também ao de profundidade.

Quanto à produção líquida, se os pontos de repulsão forem "simples", cada um valerá 1 litro por minuto até 100 litros.

Chegando a 100, a produção líquida expressa-se por círculos que podem chamar-se pontos circulares ou pontos lineares.

Se a corrente produzir de 1000 a vários milhares de litros, os pontos circulares terão um diâmetro de 65 centímetros. Após o último ângulo reto, acham-se as centenas, em seguida encontram-se, em ângulo reto, os litros. Por esse meio pode-se avaliar a produção de todas as correntes de água subterrâneas.

Fr. Padey estende-se longamente sobre os cálculos da produção líquida como também sobre as fontes sifonantes. Aconselhamos pois o leitor a consultar, para maiores detalhes, as obras tão interessantes como preciosas de Fr. Benoit Padey.

Pressão da água nas correntes subterrâneas

Os poços artesianos ou poços surgentes são provas tangíveis de que existem, no processo das águas subterrâneas, pressões que exercem maior ou menor força. Além das pressões gasosas, deve-se atribuir as demais comunicação às canalizações subterrâneas situadas em alturas diferentes, conforme o que nos ensina a teoria dos vasos comunicantes que, nesses casos, a natureza pôs à nossa vista para uma demonstração mais clara.

Qualquer vedor de certa sensibilidade e bem treinado sente uma sensação particular ao cruzar certas correntes d'água. Se abaixa o seu pêndulo, sentirá que ele se alivia, mas também senti-lo-á como que atraído pela água. Essas sensações são indícios de que na corrente estudada se exerce uma pressão nas águas.

O Abade Mermet diz sentir, antes de tudo, o teto da corrente subterrânea, isto é, a altura até alcançar a água após a perfuração, e, em seguida, a altura real da água onde deverá chegar dentro da perfuração.

Considerando que se deve indicar ao cliente a profundidade real, sem ter em conta a pressão que poderia ser a causa de algum engano, o Vde. Henry de France indica no seu Manual um método simples, prático e rápido para se ter uma idéia da existência de pressão numa corrente d'água; subindo água-acima, se a corrente for forte e de muita pressão, verifica-se uma mudança de movimentos quase a cada passo; se a corrente for fraca e lenta, a mudança só se verifica após vários passos (ver figura 44).

A procura das águas, às vezes, decepciona. As mais críticas dentre elas são as que se referem ao encontro de fontes "sifonantes". Essas fontes acompanham, mais ou menos, as estratificações dos terrenos, mas em partes somente, e nessas partes as águas não podem ser captadas com proveito. É essa muitas vezes a razão por que os vedores fracassam, prejudicando sua popularidade.

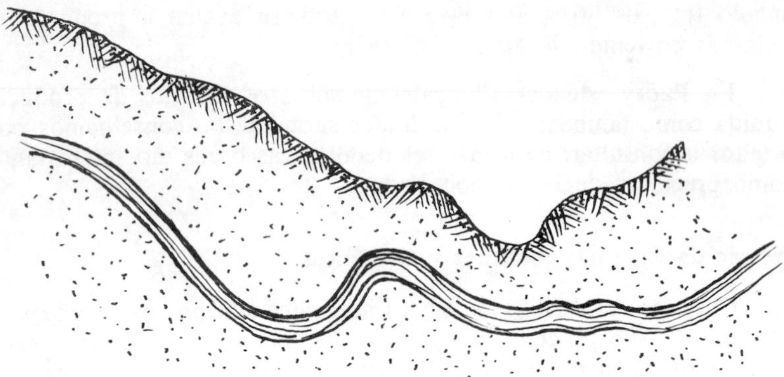

FONTE OU CORRENTE D'ÁGUA SIFONANTE

FIG. 44

De certo, achou-se água no lugar indicado, depois que a perfuração foi feita, porém a quantidade de líquido encontrada foi pequena e logo se rarificou, para, ao cabo de certo tempo, desaparecer.

Torna-se útil em tal caso esforçar-se por querer aproveitar tal corrente na parte ou no trecho mais ou menos próximo do ponto onde se verificou o achado.

A causa desse fenômeno deve-se ao fato de ser de corrente "sifonante" a água encontrada no trecho perfurado.

O caso dificilmente será explicado de modo satisfatório, porém, como diz Fr. Padey, o fato é real, patente, e é preciso admiti-lo. O que delas se pode dizer é que são correntes mais ou menos intermitentes ou que se tornam tais por motivos diversos. O seu curso é às vezes muito longo, estendendo-se a centenas de quilômetros; compõe-se de várias curvas em altitudes diversas que dividem a corrente em frações, umas ascendentes, outras descendentes. Supõe-se que se devem produzir certas perdas em algumas partes do percurso da corrente, o que torna a sua produção líquida irregular e em certos casos muito reduzida.

Tomamos do Sr. René Lacroix os meios que permitem reconhecer se a fonte descoberta é ou não "sifonante".

Aqui estão algumas indicações facilmente observáveis.

O pêndulo não gira de início, mas em seguida:

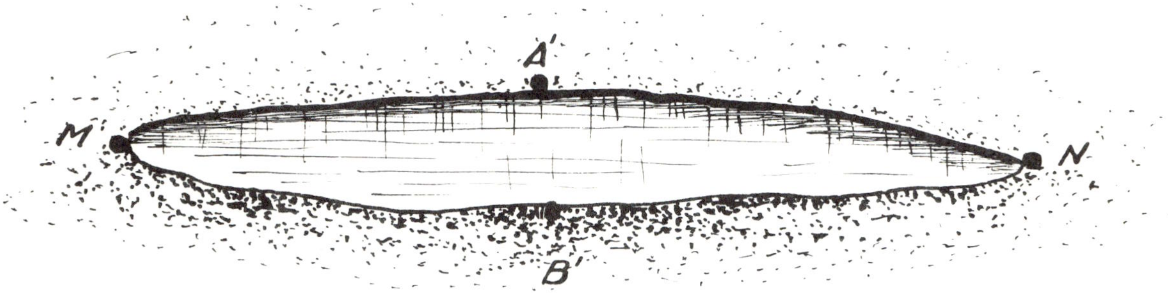

PLANTA DE UM LENÇOL D'ÁGUA SUBTERRÂNEO

FIG. 45

a) Primeiro oscila, puxando água-acima, fazendo logo uma parada;

b) Torna a oscilar puxando-água-abaixo e, logo, nova parada;

c) Em seguida, somente girações.

Um pêndulo constituído por um frasquinho cheio d'água oscilará no sentido da corrente e não dará nenhuma giração.

Lençóis de águas subterrâneas

Com treino, o operador sentirá as águas em lençóis pelas reações do seu detetor, na vertical das margens, no sentido da menor largura do lençol (Figs. 45 - 46). Em "A' B' ", por exemplo. Para a profundidade emprega-se o método dos 45° ou das batidas de pé, porém, somente na vertical da margem; no sentido do comprimento como M N.

Num dos lados de dimensão menor nada se conseguiria. Num lugar a céu descoberto, não se verificariam influências senão nas beiras Este-Oeste.

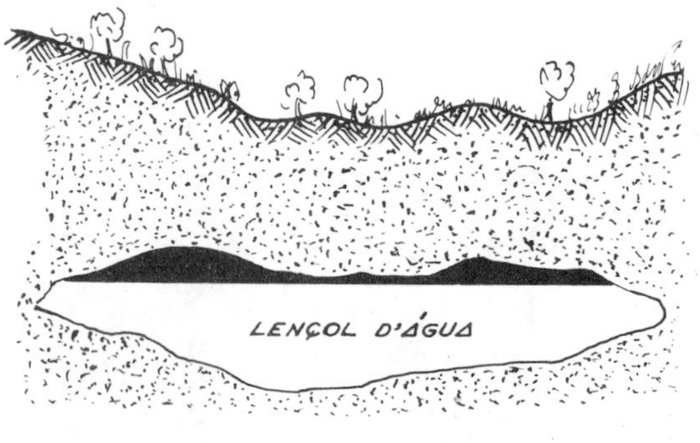

CORTE

FIG. 46

CAPÍTULO XI

ANÁLISE DAS ÁGUAS

Potabilidade — Gelo — Nuvens — Água potável — Suspeita — Contaminada — Mineral — Termal — Radioativa

Numa busca de água, o operador, ao encontrá-la, verificará logo a sua cifra de série, que é 7. Esta cifra, sendo água potável, se manterá sempre. Mas, se após a primeira série, outras, a seguir, vierem desencontradas, isto será a prova da não potabilidade do líquido experimentado.

Poderá então o operador recordar-se mentalmente das buscas que o levarão à descoberta da nocividade de tais águas.

O melhor e o mais seguro processo é o de valer-se das diversas testemunhas que podem denunciar qual a causa da nocividade. As testemunhas podem ser constituídas de frasquinhos cheios, um de água potável, outro de água contaminada, com a causa suposta. Se, por acaso, existir uma dúvida, outro ainda com água suspeita, contendo uma ou outra das nocividades de que se pode desconfiar; enfim, de outros frasquinhos, se necessário, com as diversas mineralizações.

Alguns autores, como o Sr. René Lacroix, recomendam o emprego das "cores", dando as séries correspondentes, cores que abrangem desde certo verde até certos azuis e preto, ou com o emprego de pêndulos coloridos com as cores abaixo indicadas.

Lembramos para as buscas: pêndulo verde — série 7.

Água potável — Testemunha "azul" (azul ultramar) ou aproximado, dando a série "2", confirmará o diagnóstico e poderia servir (segundo René Lacroix) numa água estagnante inspirando desconfiança.

Água suspeita — Testemunha "verde-azul-branco" (pêndulos de nossa série de cores), "verde mate" (fosco), dando ao mesmo tempo a série 3.

Água contaminada — (Coleção *Turenne*) Testemunha muito clara ou preto fraco (este dando a série 4).

Sem testemunha, teremos as séries: 7 — 2 — 3 — 4.

Com as testemunhas citadas não teremos indicações senão quando seguramos na mão a testemunha correspondente à indicação da potabilidade ou do perigo.

Com o emprego das cores, achamos conforme nossos pêndulos e nossa gama de cores:

ÁGUAS FREÁTICAS	verde p. branco p.	Cifra	7	
" de NASCENTE	azul c. E branco	"	7	
" POTÁVEL de consumo	azul p. branco p.	"	7	
" PATOGENA	azul	"	4	
" RADIOATIVA	azul c. G branco p.	"	7	(IX)
" CLORETADA	azul p. V. Am. c. D e E	"	7	
" da CIDADE DE S. PAULO	azul p. branco p.	"	7	
" CONTAMINADA	azul p. branco p. verde p. preto p.	"	4	

Águas minerais

Para essa classe de água, as testemunhas acima citadas não servem. Deve-se recorrer à orientação mental. O pêndulo verde ou neutro, depois da cifra 7, dará as séries correspondentes, fixando-se sucessivamente no espírito os corpos possíveis contidos ou dissolvidos ou em suspensão no líquido: a negativa pela não captação de girações; a realidade pela cifra de série correspondentes e referentes à classificação de Mendeleef.

Mais seguro ainda seria, caso possível ao operador, ter uma amostra de todos aqueles corpos, que então seriam ótimas testemunhas, além de constituírem ajuda para uma verificação muito séria.

Para facilitar o radiestesista operador, recomendamos a utilização das fichas em todos os casos em que se necessitar de uma testemunha que não se possui.

Quanto ao emprego das fichas, o leitor terá todas as explicações úteis no capítulo XVI.

Recomendamos os pêndulos de "cor sintonizada" do Dr. Bosset, que contribuíram para simplificar o trabalho, visto que um deles, por exemplo, só reage sobre a água magnesiana, outro sobre a água impura e outro sobre a água sulfurosa etc.

Águas radioativas

Uma água radioativa dará a série especial da radioatividade, que para o Abade Mermet é 22, para o Sr. René Lacroix 17, para o Vde. H. de France 15 e para nós, 30.

Como se vê, esse número ou cifra de série pode variar conforme o operador. Não obstante, ela conserva sempre a cifra característica da água que é 7. Quanto à cor que lhe corresponde não é uma só. Acima citamos a alaranjada, a azul-branca, a violeta-branca, que dão com ela girações positivas. Ainda, talvez, a cor poderia achar-se modificada, conforme certas matérias que a água possa ter em dissolução ou suspensão. Por mais impossível que pareça, todos os corpos ou matérias radioativas respondem às cores supra, e as demais matérias em contato com as radioativas, se não o são, tornam a sê-lo.

Águas quentes ou termais

Após a composição da água convém conhecer sua temperatura.

Para isso é conveniente que cada operador estabeleça certas anotações especiais quanto a uma água previamente elevada a certos graus de calor, quanto a corpos de temperatura conhecida.

Busca-se então mentalmente a cifra de série dessas temperaturas. Feitos esses exercícios preparatórios e munida de uma tabela dessas anotações, o operador poderá interrogar a fonte e estudar, mantendo-se sobre sua corrente com o acordo mental de sua temperatura.

Antes de deixar escrito o que se refere às águas, diremos algumas palavras quanto ao gelo e às nuvens.

Gelo

O gelo de água pura dá a cifra de série 7, isto é, a mesma que a da água, e, em seguida, o seu número de graus abaixo de zero.

É sabido que o zero centígrado corresponde ao gelo que se derrete. O gelo da água do mar dá as mesmas indicações que a água do mar, numa aproximação de 1 grau.

Nuvens

As nuvens, sendo formadas de vapores de água, agem no pêndulo como água pura, o que pode servir na previsão do tempo.

A possibilidade de se determinar a presença de uma nuvem carregada de chuva, a tal distância, permite ao pendulizante anunciar a chuva, num prazo determinado, caso esteja provido de um aparelho para medir a velocidade do vento e sua direção.

[illegible]

[illegible] verso de [illegible] da [illegible] Alfredo Martini [illegible] 11 de [illegible] 12 [illegible]

[illegible] conforme o enquadre [illegible] caracterizá-la [illegible]

[illegible]

[illegible]

Pêra

[illegible] tempo [illegible]

5.ª PARTE

CAPÍTULO XII

CAVIDADES SECAS

Subterrâneos — Galerias — Betas — Vácuo absoluto

O pêndulo permite a denúncia das cavidades subterrâneas em geral.

A direção do raio fundamental é Noroeste.

A Cifra de série é 6.

O sentido da rotação é negativa, isto é, inverso ao dos ponteiros de relógio.

Sensação de leveza do pêndulo.

Observação: É preciso que a cavidade seja fechada. Toda parte de cavidade aberta, ou onde penetra o ar, não dará os sinais indicados acima.

Essas peculiaridades podem ser causas de erros quanto às dimensões de um subterrâneo para quem não esteja prevenido.

Nas prospecções, em lugar de água, encontra-se um subterrâneo, uma cavidade seca. Constatam-se fenômenos que se aproximam dos produzidos pelas correntes d'água; mas, neste caso, as linhas de força não existem, salvo uma influência a 45° dando a profundidade.

Nos lados de um subterrâneo, a forquilha dá uma volta em cada um deles, mas num sentido oposto ao que daria sobre a água.

Para reconhecer a influência dos 45° é indispensável partir da beira do subterrâneo e dirigir-se para o lado oposto ao sol, a fim de evitar os estorvos causados pelo raio solar.

Se se encontrassem duas linhas nos arredores dos 45°, o espaço entre as duas linhas dá a profundidade, ou melhor, a espessura do vácuo. A linha de 45º dá a profundidade do subterrâneo ou da cavidade, em relação ao nível do terreno. Recomenda-se, ao se estudar um subterrâneo, resguardar-se do raio solar e verificar com a forquilha o prumo dos lados da cavidade.

Pode-se calcular a profundidade com a batida do pé. Neste caso, a sensação sentida vale para o fundo do subterrâneo. O vácuo, tornando o pêndulo mais leve, pode atestar a profundidade com a batida do pés, com um exagero de 1 a 2/10 mais ou menos.

Podem-se também empregar outros meios dentre os utilizados para a água: goniômetro ou fio metálico, por exemplo.

Para as buscas de cavidades ou de subterrâneos, é muito recomendável servir-se de um pêndulo constituído por um frasquinho vazio, fechado com corcha. Este pêndulo girará sempre que estiver suspenso sobre o vácuo subterrâneo.

O pêndulo "preto" com testemunha, que seria um frasquinho na mão esquerda, dará os mesmos resultados. Um frasquinho vazio com rolha de vidro esmerilhado indicará uma cavidade estancada; outro, fechado com corcha ou rolha de vidro com canaleta, uma cavidade comunicando com o ar exterior, por capilaridade ou por pequenos canais.

Tendo-se assinalado com a forquilha uma galeria subterrânea, e não achando-a com o pêndulo e as testemunhas acima, é porque o operador acha-se em realidade sobre um vácuo completo (nesse caso, a testemunha seria uma ampola elétrica — lâmpada — desprovida de sua guarnição metálica) ou então, sobre uma cavidade que contém gases. Seria imprudente procurar penetrar uma galeria assim descoberta, sem antes certificar-se de que não contém gases deletérios.

A cifra do vácuo absoluto é 6, que é a mesma que a das cavidades. Com treino, o operador poderá prospetar, balizar os pilares de apoio do teto do subterrâneo, se houver, e assinalar as diferenças de nível do fundo da galeria, assim como todos os acidentes internos que nela possam existir.

Poços — Esconderijos — Jazidas — Tesouros Soterrados — Camadas Metalíferas

Diz-se que dos poços ou fossas cavados perpendicularmente no chão escapam radiações que são facilmente captadas pelos pêndulos e forquilhas.

De fato, as radiações que emanam de um poço, mesmo que esteja completamente entulhado e tapado, fazem-se sentir muito nitidamente. Às vezes, desenha-se no terreno uma projeção do poço em seus quatro pontos cardeais, cujo comprimento é igual ao da profundidade do poço. O seu enchimento, mesmo tirado do chão contíguo, nunca pode ser de uma perfeita homogeneidade. Isto só ocorreria após um período muito longo. O seu *tassement* necessita séculos.

Poderemos reconhecer as beiradas da cavidade do poço, da beta, absolutamente como se estivessem vazias, e essa captação é apenas remanência do vácuo. Para nos darmos conta do vácuo real será preciso empregar as testemunhas já citadas e percorrer a distância entre as duas beiras.

Sem testemunha, a forquilha inerte por princípio, entre dois lados da galeria vazia, dará uma ou duas linhas, como as da beira, acima de uma cavidade muito entulhada e tapada.

É muito importante o conhecimento da existência de betas quando cruzam as habitações. A sua nocividade é quase certa. As causas podem ser devidas à presença de certos minerais ou de certas águas impregnadas de matérias minerais, ou, ainda, de betas secas e das radiações do ar que as enche.

Quanto aos esconderijos e seu conteúdo, e os tesouros em geral, é certo que desde os tempos mais remotos os vedores têm tido fé na virtude de suas forquilhas, e com razão, devido às descobertas que fizeram.

Numerosos são os casos de vedores, cujas forquilhas denunciaram, em pontos certos, os esconderijos que continham metais e pedras preciosas, que por esse meio foram descobertos.

O mesmo que se dá com uma pequena quantidade de metal, no caso de um tesouro, quanto às radiações emitidas. *A priori*, dá-se com jazidas metalíferas, ou de minérios, qualquer que seja a profundidade em que se achem tais jazidas.

Os vedores poderão valer-se para a sua descoberta dos diversos métodos descritos neste Manual.

PETRÓLEO

O petróleo apresenta-se sob as formas líquida, sólida (betuminosa) e gasosa, sendo violeta a sua cor.

Petróleo líquido (bruto).

O seu raio fundamental dá um ângulo de 60.º Noroeste.

A sua cifra de série é 22 (Abade Mermet e René Lacroix). O Vde. H. de France dá 24.

Sentido das girações: positivo. Espirais: 3 grupos de 7 espirais, mais 1 espira (Abade Mermet). Atrai o pêndulo e o torna mais pesado.

Impressão característica, segundo o Abade Mermet: o pêndulo parece mover-se num banho de óleo.

Petróleo betuminoso (sólido)

O pêndulo dá a cifra do petróleo bruto, e em seguida a dos corpos estranhos que contém, sobretudo o do betume, total 30 (Abade Mermet).

Petróleo gasoso

Cifra: 14. Girações: sentido inverso.

Sensação de leveza no pêndulo.

Para as prospecções do petróleo, será sempre útil e mesmo indispensável prover-se de uma testemunha "petróleo", concordando o mais exatamente possível com a fórmula química desse corpo e também com algumas outras nas quais entram os gases que acompanham o petróleo nas suas jazidas: butano, propano, etano e metano. Empregar-se-ão nessa mesma ordem, que é a da densidade progressiva desses gases. Assim, será possível balizar a massa líquida ou sólida, suas paredes, o volume que ocupa, sua profundidade, e em seguida pesquisar quais são os gases que o acompanham. Pode-se também seguir a penetração destes nos terrenos da vizinhança, assim como as alturas a que cada um deles chega, e as possibilidades de suas emergências.

Essas pesquisas são indispensáveis antes de se colocar a sonda.

Cores dos gases que acompanham o petróleo: Butano, PRETO; Propano, VIOLETA; Etano, AMARELO; Metano, VERDE.

GASES

Em todas as partes encontra-se um pouco de gás.

O gás mais comum é o dos pântanos (O metano e outros hidrocarburetos, como o gás de petróleo).

A sutilidade do gás e a sua força de expansão fazem-no penetrar onde o petróleo líquido não pode chegar. Ao contrário da água, liquefaz-se e forma uma camada irisada na superfície da água, o que dá a ilusão da presença do petróleo líquido.

Às vezes, cava-se e nada se encontra. O petróleo pode existir, mas muito longe do lugar, às vezes dezenas e mesmo centenas de quilômetros.

VINHO

A direção do seu raio fundamental é 60º Noroeste.

Girações: sentido direto, isto é, positivo.

Cifra de série: a que indica o pêndulo é a do grau alcoólico do vinho experimentado.

Pode-se verificar se um vinho, quer de tipo conhecido quer de qualquer qualidade, foi falsificado com adição de água. Em tal caso, após a cifra de série do álcool, dando seu grau alcoólico, o pêndulo dá a série da água.

O que vale para os vinhos pode ser aplicado a todos os líquidos, descobrindo-se as falsificações. Para comprovar as experiências, basta ter uma amostra do líquido a ser examinado, no seu estado de pureza.

Com o produto falsificado, quer líquido quer sólido, o pêndulo gira em sentido inverso, isto é, negativamente.

Mas só para com os produtos que dão girações positivas no seu estado de pureza, e inversamente para os outros.

LICORES

Raio fundamental: 50º Noroeste.

Sentido das girações: inverso, isto é, negativo.

Cifra de série: igual ao do grau do álcool puro contido no licor estudado.

A falsificação com água transforma as girações em sentido positivo.

ÁLCOOL

A cifra de série do álcool é igual à sua graduação alcoólica centesimal. As girações são positivas. Falsificado com água, as girações dão-se em sentido contrário.

LEITE

O leite puro leva a cifra de série 6, isto é, 2 espiras de 3 rotações. Raio fundamental: Noroeste. Girações: negativas.

Se o leite contém água, após a sua cifra de série, o pêndulo acusa a da água, que é 7, e as girações tornam-se positivas.

Os laticínios dão a mesma cifra que o leite puro; porém, para a manteiga e o queijo branco, tipo Minas, as girações são positivas.

AZEITES

O azeite de semente de algodão: Cor — Verde

Cifra de série	21
Raio fundamental	30º S—O
Girações positivas	+

Óleo de rícino (mamona): Cor — Violeta

Cifra de série	18
Raio fundamental	60º S—E
Girações positivas	+

Azeite de azeitonas: Cor — Azul

Cifra de série	21
Raio fundamental	15º S—O
Girações positivas	+

Óleo de Bacalhau: Cor — Alaranjada

Cifra de série	20,5
Raio fundamental	15º S—E
Girações positivas	+
Óleo radioativo	

Óleo de Cação: Cor — Azul

Cifra de série	22
Raio fundamental	15º N—E
Girações positivas	+

GORDURAS DIVERSAS

Gordura de Coco: Cor — Azul

Cifra de série	23
Raio fundamental	45º N—E
Girações positivas	+

Manteiga: Cor — Amarela

Cifra de série	25
Raio fundamental	32º 45' S—O
Girações positivas	+

Gordura de gado: Cor — Índigo

Cifra de série	37
Raio fundamental	30º N—O
Girações positivas	+

Gordura de Carneiro: Cor Índigo	
Cifra de série	28
Raio fundamental	15º N—O
Girações positivas	+
Banha de porco: Cor — Amarela	
Cifra de série	26
Raio fundamental	30º S—O
Girações positivas	+
Margarina: Cor — Gris	
Cifra de série	34
Raio fundamental	87º 15' S—O
Girações positivas	+

6.ª PARTE

CAPÍTULO XIII

DIAMANTE

Ao estudo do carvão de pedra que segue, fazemos preceder alguns dados sobre o diamante. Todos sabemos que esta pedra preciosa é única e simplesmente o carvão de pedra puríssimo, isto é, carbono puro cristalizado, que se apresenta muitas vezes envolto em camadas mais ou menos espessas e compactas, a diversas profundidades, o diamante jaz habitualmente disseminado nas terras de aluvião, amiúde lavadas pelas enxurradas, nos cursos d'água que, naquelas, cavaram seu leito.

Às vezes, está envolto numa ganga ferruginosa ou pegada a ela. Apresenta-se de cor rosada, azulada, amarelada, porém são casos excepcionais que, às vezes, muito acrescem o seu valor, sobretudo nas duas primeiras. A sua cor mais comum é a branca.

Existe também o diamante preto, e ainda o carbonado. Sob esta última forma, o diamante é amorfo; não aparece bem a sua forma de cristalização, não tem brilho e sua constituição é mais dura que o diamante branco. Não se presta para a lapidação. Emprega-se na indústria e serve para armar a ponta das brocas, permitindo assim furar as mais duras rochas.

O diamante dá girações positivas. O seu raio fundamental é 75º S—W. Sua cifra de série é 30, e é igual à do carvão de pedra, do grafite e também do carvão de lenha.

A sua cor radiestésica é a preta.

Essa semelhança, tanto do raio fundamental como da cifra de série com o carvão e o grafite, pode dar margem a confusão.

Mas, agindo na prospecção com amostra-testemunha, evita-se toda e qualquer surpresa. O pêndulo fica influenciado pelo minério representado pela amostra-testemunha que o pesquisador guarda na mão, e só girará quando passa sobre o seu semelhante oculto.

Carvão de pedra

Para descobrir jazidas de carvão de pedra, servimo-nos de um pêndulo feito com um pedaço de carvão suspenso por um fio.

Tal pêndulo girará sobre o carvão.

Para descobrir outros corpos, servimo-nos de pêndulos cuja massa deverá ser um pedaço similar do mesmo corpo que se busca. Assim se procede também com a água (Ver caps. XI e XII).

Para o carvão, damos a seguir o processo teórico-prático de Fr. B. Padey, no seu *Traité des secrets de la baguette et du pendule des Sourciers*.

O carvão, diz ele, é uma matéria negativa. As influências normais que dele se desprendem manifestam-se aos 5º e 45º, constituindo 2 zonas distintas. Em cada uma das influências normais, o pêndulo reage nas beiradas, interior e exterior da jazida. Ambas são negativas.

A zona dos 5º começa na beirada exterior da jazida por um espaço neutro "N", cuja largura varia com a vacilação. Sendo suprimida, esse espaço atinge 5 metros; em seguida acha-se uma banda ou sulco negativo "A^1", depois encontra-se outro espaço neutro "N^1", de 4 metros de largura, quando suspensas ou suprimidas as vacilações.

Em seguida uma nova banda ou sulco positivo "A2", e logo após encontra-se outro espaço neutro de 5 metros "A3" e assim continua (Fig. 47).

Tais séries de espaços neutros e bandas ou sulcos Negativos "A1", "A2", "A3", . . . continuam assim tão longe quanto comporta a profundidade da jazida.

A zona dos 5º termina no exterior por duas pequenas bandas negativas "B" e "D", largas respectivamente de 50 cm e 30 cm, separadas uma da outra por um pequeno espaço "C" de mais ou menos 50 cm.

Observação: As influências "B" e "D", de pouca duração, se reduzem, num dado momento, durante o qual as vacilações são suprimidas, reduzindo-se a uma única linha que persiste meio minuto aproximadamente. Esta linha "mediana" constitui o ponto "media-

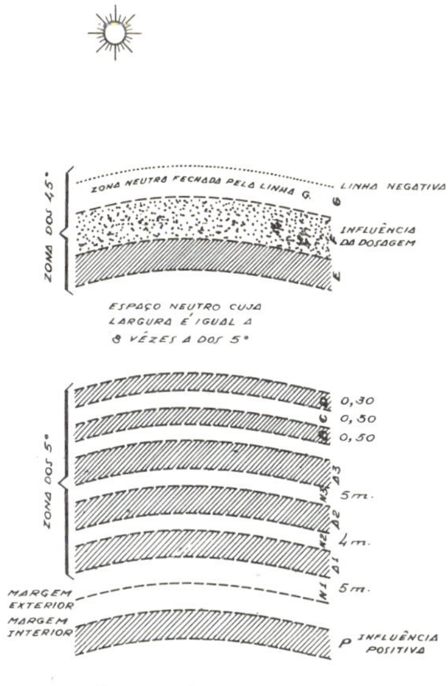

FIG. 47

no", tendo de notável que a sua distância na beirada (projeção) da jazida expressa o comprimento verdadeiro dos 5°.

Neste momento forma-se atrás da influência da beirada interior em "P" uma influência positiva estendendo-se de trás do ângulo dos 5°.

Quando reaparece a vacilação, a linha "mediana" dá lugar às 2 influências "B" e "D". A instabilidade é quebrada e a vacilação tem por fim diminuir a amplidão dos 5°, até a linha "mediana" onde pára um instante, e vai aumentando, além dessa linha, a amplidão da zona dos 5°, até certo ponto, que é função da hora em que se opera. E continua assim a seguir.

A vacilação produzo um movimento de vaivém dos 5° que, por conseguinte, têm um mínimo e um máximo, separados pela amplidão verdadeira que se acha no ponto "mediano", isto é, na linha "mediana".

A vacilação é maior e mais precipitada de manhã e à tarde. Portanto, para prospetar essas influências do carvão de pedra, é melhor operar no inverno às 14 horas e no verão das 10 às 17 horas (na França).

Influências dos 45º. Estas são separadas das dos 5º por um espaço neutro que tem 8 vezes a largura destas últimas e compreendem 3 zonas:

1a. Uma zona positiva "E" relativa às matérias positivas contidas no carvão.

2a. Uma zona negativa "F" relativa às matérias do carvão. Esta é chamada influência de dosagem.

3a. Uma zona neutra fechada por uma linha negativa "G".

Se a jazida carbonífera fosse completamente pura, a zona neutra não existiria e a influência negativa "F" estender-se-ia até "G" (Fig. 47).

Para maiores detalhes, recomendamos ver a obra de Fr. B. Padey, no início do capítulo sobre o carvão de pedra.

O Vde. Henry de France dá para o carvão de pedra (hulha) a cifra de série 6, à qual nós damos 30 (ver a tabela das cifras de série e raios fundamentais).

Prospecções dos metais e minérios

Para a prospecção dos metais, metalóides e minérios conhecidos, como também dos numerosos minérios em que os diversos e numerosos metais entram em combinações químicas, não existem dificuldades, contanto que o prospector esteja provido da testemunha do corpo buscado.

Conhecendo o raio fundamental do corpo que se busca e sua cifra de série, a sua descoberta far-se-á também com bastante facilidade; a testemunha porém será sempre de grande utilidade para comprovar e dar a certeza de que não houve engano algum na prospecção.

Para o prospetor de metais e de minérios em geral, é conveniente que esteja provido de uma coleção de amostras das rochas, argilas ou terras que constituem as camadas geológicas; e também de uma coleção de testemunhas metalíferas e minerais.

E para cada descoberta com o auxílio da testemunha poderá o prospetor calcular a profundidade, espessura e, se for necessário, a extensão em superfície, comprimento e largura. A profundidade de cada camada obtém-se pelos processos descritos para a água.

Procedendo dessa mesma forma para as demais camadas, pode-se estabelecer o mapa de um corte das camadas geológicas do lugar estudado.

O prospetor poderá, com as próprias amostras-testemunhas da sua coleção, constituir pêndulos específicos — à falta de pêndulo oco — (X) que lhe facilitarão as detecções, colocando a amostra num saquinho que em seguida suspende com um fio; processo muito simples e prático quando a testemunha for terra, areias, ou qualquer outra matéria mais ou menos pulverulenta (Fig. 48).

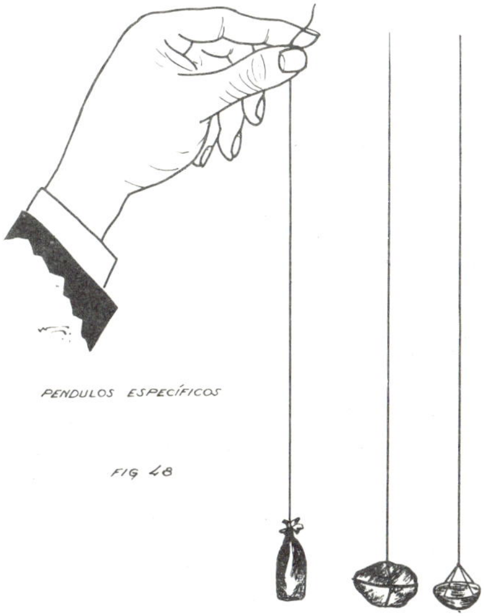

PENDULOS ESPECÍFICOS

FIG 48

Assim, qualquer operador procederá à prospecção de todos os metais ou corpos conhecidos. As suas buscas ainda serão favorecidas pelo conhecimento do raio fundamental e da cifra de série dos principais corpos até aqui estudados, cifras que achará nas tabelas inseridas nos caps. II a V, nos quais estão as dos metais mais empregados e conhecidos: ouro, prata, cobre ou bronze, ferro, aço, zinco, estanho, alumínio, chumbo etc., e suas diversas combinações químicas e minérios diversos.

Seria supérfluo acrescentar que nessas pesquisas o operador precisa ter alguns conhecimentos de geologia. Lembramos aqui, ainda uma vez, que em todos os casos, em que ao operador lhe fizerem falta amostras-testemunhas, poderá substituí-las por fichas (Ver cap. XVI).

Identificação de um minério

Os minérios metalíferos, como a água, dão lugar a radiações, isto é, deles desprendem-se ondas ou emanações que são captáveis pela forquilha e pelo pêndulo.

Antes de ir mais além, é preciso lembrar o que se refere à polaridade do operador, quanto aos movimentos positivos ou negativos do pêndulo, a fim de evitar toda e qualquer confusão na interpretação dos movimentos do instrumento detector (cap. I, sobre polaridade).

Dentre os diversos corpos, uns são positivos, como o ouro, a prata, o cobre, o zinco, o antimônio, a platina, o manganês, o mercúrio etc., e outros são negativos, como o chumbo, o estanho, o selênio, o telúrio, o bário etc.

Para saber se um minério é positivo ou negativo, valemo-nos da forquilha ou do pêndulo.

1.º) Com a forquilha. Um minério é reconhecido positivo quando atrai a forquilha "negativa". E é negativo quando a repele. Fato idêntico ao que se dá com a eletricidade.

Nota — Nas fontes termais ou minerais, a forquilha dá as mesmas indicações, portanto, para diferençar uma fonte de um minério, valer-se-á do pêndulo, por ser mais prático em tal caso.

O pêndulo, pois, dará a mais a cifra de série da água ou do minério. A da água é muito conhecida: ela é 7. A do minério, talvez o seja, mas, logo, pode-se saber se o corpo detectado é água termal ou mineral, ou se é minério mesmo.

2.º) Com o pêndulo. Um minério ou metal é negativo quando o pêndulo gira em cima, porém, em sentido inverso, isto é, "negativamente", e é positivo quando gira em sentido direto, isto é, "positivamente".

Mas como sobre uma fonte o pêndulo pode girar nos dois sentidos, se se der ao mesmo tempo a cifra d'água, estaremos sobre uma fonte d'água e não sobre a de um minério.

3.º) Com o emprego de uma testemunha. Pondo numa das mãos que sustentam a forquilha, e em contato com ela, um pedaço do minério ou do metal buscado, a forquilha será repelida se o minério que se busca for similar ao que se tem na mão. É um caso da lei da semelhança. O mesmo se dará se um pêndulo de cobre ou de bronze, com um pedaço de cobre na mão, girar positivamente sobre um minério. Dir-se-á que esse minério é cobre ou que contém cobre; girações negativas, provam que não há semelhança.

Se a forquilha ou o pêndulo ficam inertes, teremos a certeza de que o minério não é semelhante ao que temos na mão.

4º) Pode-se identificar ainda um minério ou metal com o pêndulo, valendo-se das cifras de série. A experiência demonstrou que o pêndulo gira, num metal determinado, um certo número de vezes. Conhecendo-se, portanto, as cifras de série ou tendo-se uma tabela das cifras dos principais metais e minérios, a identificação se tornará fácil.

Demos nos cap. II e IV uma tabela concernente às cifras de série de alguns metais; a seguir, daremos outra própria de Fr. Padey, também referente à de alguns metais que são os mesmos das outras tabelas, mas que muito diferem das dos autores já citados.

Com esta última tabela, que segue, constatar-se-á que as cifras de série são próprias de cada um dos operadores. Se é certo que dentre os radiestesistas numerosos são os que possuem as mesmas cifras, não é menos evidente que uma parte deles, mais numerosa ainda, possui, cada um pessoalmente, cifras diferentes.

Tabela das cifras de série de alguns Metais,
segundo Fr. B. Padey

Sobre	o	Ouro	o	pêndulo	gira	209	vezes
"	a	Prata	"	"	"	412	"
"	o	Cobre	"	"	"	175	"
"	"	Chumbo	"	"	"	179	"
"	"	Ferro	"	"	"	225	"
"	"	Estanho	"	"	"	455	"
"	"	Zinco	"	"	"	476	"
"	"	Antimônio	"	"	"	232	"
"	"	Petróleo bruto	"	"	"	397	"
"	"	Petróleo retificado	"	"	"	147	"

Observação: As cifras de série de Fr. Padey, pelas matérias discriminadas nesta tabela, diferem completamente das determinadas pelos demais autores.

Ouro

O ouro, conforme a opinião de muitos radiestesistas, é um dos corpos de prospecção difícil, devido às numerosas imagens de que se envolve.

Uma das primeiras dificuldades que apresenta é que o seu raio fundamental varia de posição. Dirige-se habitualmente a Oeste, mas, conforme as horas do dia, essa posição modifica-se. Encontra-se ao Norte, e raras vezes ao Nascente.

Assim, o Abade Mermet, certa ocasião, localizou-o às 9 h e 30 minutos na direção Norte, e às 10 h a Oeste. A sua inclinação acha-se abaixo do plano horizontal.

A cifra de série do ouro é 11 (Onze).

Girações: 3, 3, 3, 2. Total: 11. Cada espiral ou rotação mais ou menos circular é separada da seguinte por um patamar, que consiste em oscilações em número de 3, cujo total iguala também a 11 (3, 3, 3, 2).

O comprimento do raio fundamental é muito variável e é sempre função da massa de metal considerada.

Tal uma corrente d'água, um veio de ouro é rodeado por linhas magnéticas.

Quando, para a água, elas são em número de 7, para o ouro alcançam o de 11; isto é, o seu número iguala o da sua cifra de série, sendo a mediana 6, a última 11, que são as mais pronunciadas.

O ouro, sendo constituído por uma massa, envolve-se de superfícies magnéticas, cada qual delimitada pelas linhas de forças magnéticas, constituindo superfícies esféricas, sendo elas cilíndricas no caso de uma beta. Superfícies e linhas são em número de 11. Mas acontece que com o tempo carregado de eletricidade ou ameaçando uma tempestade essas linhas e superfícies se repetem até onze vezes.

Tais forças mostram-se mais intensas abaixo do corpo, isto é, numa direção inferior a ele. Além disso, mostram-se mais pronunciadas nas direções cardeais. Não havendo uma constante atenção, serão sentidos, na prospecção, somente os pontos de intersecção dos círculos com as quatro direções N—S e E—O: as que dão a Cruz do Ouro.

Aqui, valemo-nos das figuras demonstrando a teoria do Abade Mermet.

A fig. 49 demonstra que as superfícies magnéticas são mais intensas abaixo do plano horizontal, e vertical Este-Oeste, e a Fig. 50 demonstra a formação da Cruz de Ouro.

Essas imagens são diferentes da imagem radiestésica comum que é apenas o reflexo único do metal. Quanto mais alto e mais vivo é o sol ou mais carregada de eletricidade é a atmosfera, mais intensas são as imagens enganadoras. Numa prospecção é preciso procurar o momento em que essas imagens se anulam, seja à noite, ou após uma chuva, ou ainda no momento em que se elevam todas em coluna ver-

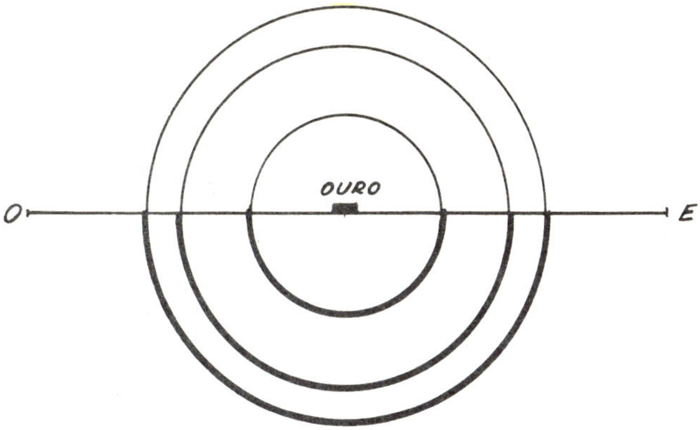

FIG. 49

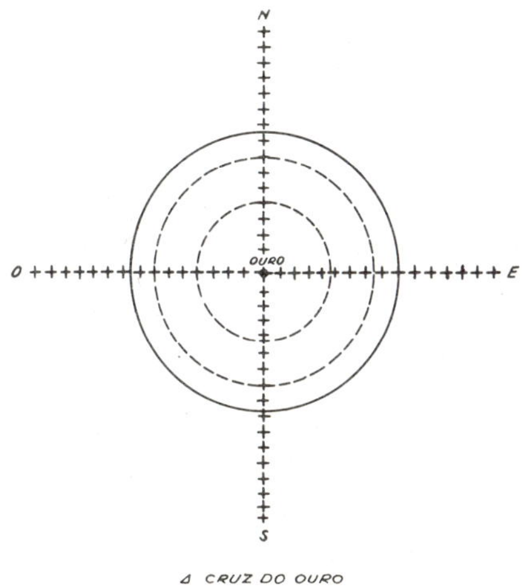

A CRUZ DO OURO

FIG. 50

tical, exatamente acima da massa real do ouro. E, para melhor compreensão, citaremos a comparação típica do Abade Mermet: "Dir-se-ia um guarda-chuva que se fecha".

Na realidade, em prospecção, num terreno onde o pêndulo denuncia a presença do ouro, assinala-se com estaquinhas todos os pontos onde o pêndulo der as séries do ouro; difícil, porém, é achar o ponto certo onde existe a jazida.

Verificam-se então dois casos:

a) Suponhamos que na hora em que se opera, todas as imagens magnéticas se acham espalhadas ao redor da jazida, o pêndulo assinalará o ouro em todas as imagens enganadoras, porém ficará imobilizado no ponto certo ou na beta onde está o metal.

b) Se o estado da atmosfera modifica-se, ou melhor, supondo-se que se tenha modificado esse seu estado ou o do éter, o pêndulo anima-se bruscamente sobre a beta e imobiliza-se acima das imagens em que, antes, somente manifestava vida.

Diz o Abade Mermet que as alterações dos movimentos pendulares e das paradas, em dados lugares, dão a impressão de que primeiramente as imagens espalhadas se levantaram de repente, acima da beta, formando como uma parede vertical. Essas constatações, que sem dúvida provêm do estado da atmosfera, se produzem muito amiúde no decorrer do dia; porém, as horas mais favoráveis são, segundo ainda o Abade Mermet, de 5 às 7, de 11 às 13 e de 17 às 19 horas, isto é, nas horas em que o sol passa, aproximadamente, na direção dos quatro pontos cardeais.

Apesar das dificuldades acima descritas, o prospector poderá sempre valer-se de uma testemunha "ouro", que às vezes e amiúde leva consigo, como objeto de uso, por exemplo, um relógio, anel, moeda etc., para, no momento de fazer uma observação, poder verificar com a testemunha o estado do campo magnético, da coluna vertical, das imagens espalhadas, da direção do raio fundamental e, conforme o observado, operar ou aguardar um momento mais favorável.

Tudo quanto se refere à prospecção do ouro, em beta ou veio, aplica-se também às buscas de tesouros de ouro.

Prospecções de outros metais

As buscas das jazidas de outros metais não apresentam essas dificuldades. Mas, com qualquer método empregado, sempre será conveniente comprovar o resultado da prospecção pelo emprego da testemunha similar ao corpo buscado.

O emprego do pêndulo específico virá dar ao operador igual resultado. Para ele será sempre fácil, caso seja necessário, constituir um pêndulo rústico de conformidade com o que já foi explicado. (Ver "Prospecção dos metais e minérios, cap. XIII).

COMPROVAÇÃO DA IDENTIDADE — SEMELHANÇA DOS CORPOS — EXPERIÊNCIAS COM DIVERSOS PÊNDULOS

Duas massas de um mesmo corpo (metal negativo), chumbo por exemplo, colocadas a 40 ou 50 cm de distância uma da outra, na direção do meridiano magnético, dão:

a) *Com o pêndulo positivo*: girações positivas em toda a linha e fora dela, em ambas as extremidades e no seu prolongamento.

b) *Com o pêndulo negativo*: Girações negativas.

c) *Com o pêndulo neutro*: as mesmas reações que as obtidas com o pêndulo positivo.

Se se colocar sobre uma dessas massas um pedacinho de outro metal, igualmente negativo, estanho, o pêndulo positivo dará em toda a linha algumas oscilações, logo seguidas da imobilidade completa do instrumento.

O pêndulo neutro e o pêndulo negativo darão ambos girações negativas em toda a linha até fora dela, em ambas as extremidades (XI).

O pedacinho de metal, sendo idêntico ao da massa, fará com que o pêndulo positivo, após algumas oscilações, dê girações positivas em toda a linha e fora dela em ambas as extremidades. Mesmo quando o metal experimentado for negativo, como o chumbo, por exemplo. O pêndulo negativo, após algumas oscilações, dará girações negativas em toda a linha e fora dela, em ambas as extremidades.

O pêndulo neutro, após poucas oscilações, ficará completamente imobilizado em toda a linha.

Pela expressão "fora da linha em ambas as extremidades", entende-se, de cada lado, a uma distância igual à que separa as duas massas metálicas.

Essas experiências podem ser feitas com todos os corpos que se deseja estudar (Ver "Ondas entre corpos", cap. III e seguintes).

Nota importante: Em geral, para a maioria das experiências ou buscas, recomenda-se aos principiantes o emprego do pêndulo Neutro, bola ou cilindro de madeira branca, ou da mesma madeira, pintada de preto (de preferência com tinta nanquim).

Como acabamos de verificar, os movimentos do pêndulo existem em função da natureza do corpo estudado, quer positivo quer negativo, e em relação ao sinal positivo ou negativo que possui o pêndulo empregado, podendo ser este positivo ou negativo.

Os principiantes podem, com efeito, estranhar que, sendo um corpo reconhecidamente positivo, o seu pêndulo gire negativamente ou inversamente, no caso de um corpo ser negativo.

Não há nisto nenhuma alteração quanto aos resultados, sabendo-se interpretar o caso, e sabendo-se que a causa dessa anomalia provém do pêndulo; podendo também ter a sua origem na polaridade anormal do operador.

Achamos indispensável, por isso, assinalar o caso, a fim de que o estudante que principia fique prevenido e não desconcertado.

CAPÍTULO XIV

ESTUDO DE ALGUNS MINERAIS — ARGILAS — TERRAS — ROCHAS — MODO PRÁTICO DE IDENTIFICAÇÃO DOS MINERAIS

Empregar-se-á o processo acima descrito: dois pedaços do mineral a estudar, colocados a 40 ou 50 cm um do outro na direção N—S (Ver capítulo III e seguintes, "Ondas entre dois corpos semelhantes").

Quartzo, Cristal de Rocha, Vidro Branco

Pêndulo positivo:

	Girações positivas	Cor
Pêndulo neutro:		C. de série Cor
Pêndulo negativo:	Girações negativas	Cor

Arenito — Arenito Ferruginoso ou Grés com cimento quartzoso (Quartizita).

Mesmas reações que acima para os quartzo. Cifra de série 27 — Cor:

Granito de pavimentação (XII).

Pêndulos positivos e neutros: Girações positivas. Cifras de Séric 37. Cor:

Pêndulo negativo: Girações negativas.

Diabase

Mesmas reações que o granito. Cifra de série 30-31. Cor:

Rochas de composição diferente:

As rochas de composição diferente, isto é, aquelas em que os elementos constitutivos, diferentes entre si quando comparadas duas a duas, darão:

Pêndulos positivos, negativos e neutros, após algumas oscilações, uma imobilidade completa, demonstrando que nelas não existe nenhuma identidade.

Pêndulo positivo e neutro: girações positivas
C. de série 21 — Cor:
Pêndulo negativo: " negativas

Argila branca

Pêndulo positivo e neutro: girações positivas
C. de série 15 — Cor:
Pêndulo negativo: " negativas

Argilas de cores diversas: pardas — amarelentas e branquicentas:

Pêndulo positivo e neutro: Movimentos indecisos e paradas.
Pêndulo negativo: Girações negativas.

Argila parda-amarelenta

Pêndulo negativo: Girações negativas.
C. de série 17 — Cor:
Pêndulo positivo e neutro: Girações positivas.

Argila amarelo-claro

Pêndulo positivo e neutro: girações positivas
C. de série 25 — Cor:
Pêndulo negativo: girações negativas

Argila cinzenta

Pêndulo positivo e neutro: girações negativas
C. de série 32 — Cor:
Pêndulo negativo: girações positivas

Todas as argilas experimentadas são provenientes do subsolo da cidade de São Paulo e são completamente dessecadas:

Ficam todas reduzidas a pó muito fino, embora sua desidratação não seja absoluta.

CAPÍTULO XV

IDENTIFICAÇÃO DE REMÉDIOS HOMEOPÁTICOS

Dois remédios homeopáticos semelhantes e da mesma dinamização darão: com pêndulo positivo ou neutro, girações positivas assaz intensas; com o pêndulo negativo, girações negativas da mesma intensidade.

Experiência: Tomam-se dois frasquinhos de Antimonium Tartaricum C-3 de mesmo tamanho e conteúdo. Colocando-os a 50 cm um do outro, no meridiano magnético, obtém-se as reações acima indicadas.

Carregando um dos dois com outro frasquinho menor ou de igual tamanho, contendo o mesmo remédio, da mesma dinamização, obtém-se ainda as mesmas reações que antes; porém, com a impressão que as girações puxam do lado em que estão os dois frasquinhos.

No caso precedente, se o segundo frasquinho, ajuntado a um dos dois primeiros, for, porém, de dinamização diferente, sendo o mesmo remédio, por exemplo C-1 ou C-2, os 3 pêndulos positivo, negativo e neutro não reagirão mais. Após algumas oscilações os três terão os seus movimentos completamente paralisados, permanecendo inertes.

Repetindo a experiência com dois remédios diferentes: Sepia C-3 e Allium Sativum C-1, os pêndulos negativos e neutros darão girações negativas. O pêndulo positivo ficará imóvel.

Essas experiências permitem verificar as dinamizações entre dois remédios semelhantes, uma vez conhecida a dinamização de um deles, bem como certificar-se da dissemelhança entre dois remédios, um dos quais seja conhecido.

Não tem nenhuma importância para essas experiências que um dos dois remédios experimentados seja muito mais volumoso que o outro.

Utilizando-se uma pequena fração de um remédio alopático como testemunha, poder-se-á reconhecer o remédio homeopático e vice-versa.

Tendo reconhecido com a testemunha homeopática a natureza de um remédio homeopático contido num frasco cujo rótulo desapareceu, com o pêndulo poder-se-á determinar exatamente qual a diluição do remédio e se é decimal ou centesimal.

Se fosse conhecida a cifra de cada remédio, isso seria um precioso elemento para se discriminarem entre si os diferentes remédios.

CAPÍTULO XVI

ANÁLISE DOS CORPOS

A complexidade da operação torna a sua realização algo difícil para os principiantes, tanto mais que os autores que preconizam certos métodos, mais ou menos diferentes e complicados, muitos deles usam para esse fim instrumento de sua invenção.

Citaremos o método de Turenne e o de Brad Gorceix, este com balança de sua invenção.

No método Turenne, que apenas apresentamos, usa-se de uma régua graduada que constitui o material principal empregado pelo sr. René Lacroix.

Damos a seguir esse método simplificado pelo sr. René Lacroix:

Toma-se uma régua medindo 1m e 65 cm, provida de duas graduações, uma de cada lado, podendo servir para dois fins, um para controle ou verificação do outro, e mesmo para trabalhos diferentes.

De um lado, graduação centimétrica, de 0 (zero) até 155 centímetros.

Ficam assinalados os: 0 — 13 — 19 — 25 — 50 — 55 — 62 — 68 — 80 — e 155 centímetros.

De outro lado, o espaço de 0 a 155 cm, com 92 graduações iguais, portanto eqüidistantes.

Uma fita dividida e graduada dessa forma prestará idêntico serviço.

Nas extremidades 0 — 155 colocam-se dois corpos radioativos (podemos substituí-los por dois ímãs retos, porém de preferência dois rádiuns).

O engenheiro Turenne emprega, além da régua, um filtro de sua invenção que não deixa passar senão as ondas positivas ou negativas, ou então as desvia para a vertical.

O método Turenne baseia-se cientificamente na classificação dos corpos da natureza que se dividem em 8 famílias, caracterizadas pelo número de elétrons que giram ao redor de cada núcleo atômico.

Segundo Henri Mager e Turenne, tudo quanto existe e vibra na natureza está incluído nessas oito famílias, quanto à altura de suas ondas.

Acredita-se na existência de uma nona família.

Colocando-se um tubo de rádium numa mesa, constata-se, com a forquilha e com o pêndulo, a presença, em distâncias determinadas de círculos correspondentes àquelas oito ondas de rádium, círculos concêntricos colocados respectivamente a 13 — 19 — 25 — 50 — 55 — 62 — 68 — 80, e um nono a 155 centímetros (Ver Fig. 51).

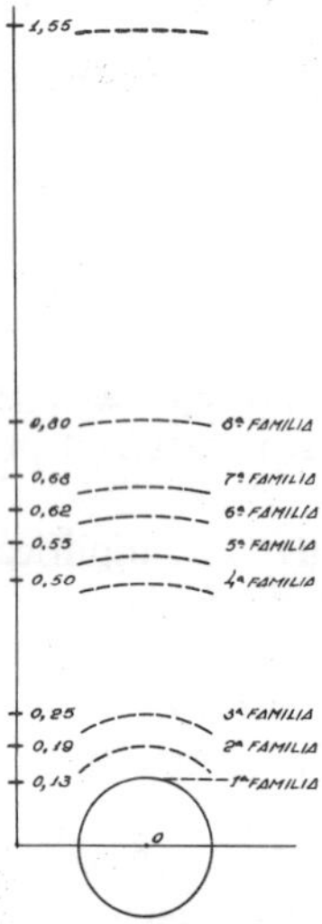

FAMÍLIAS DOS CORPOS

FIG. 51

A altura das ondas do rádium daria a esta escala 80 cms e o seu comprimento, 155 cm (ondas do rádium). Observa-se que esses termos de altura e comprimento de ondas são próprios do Sr. Turenne (O Sr. René Lacroix propõe designá-los por "ondas primárias" e "ondas secundárias"). Somente os corpos radioativos reagem aos 8 pontos até 80 (ondas primárias).

Colocando-se frente a frente 2 (dois) rádiuns a 80 cm, criamos uma onda "entretida portadora". Pondo-se sobre o primeiro rádium, a "0", um corpo qualquer: metal, minério, cor, remédio, veneno, as

8 ondas entretidas pendulares, detectadas antes, desapareçem; apenas permanece uma única onda correspondente a um dos números da série acima: 13 — 19 — 25 — 50 — 55 — 62 — 68 que dá instantaneamente a classe da família à qual pertence o corpo estudado.

Se se deslocar o segundo rádium a 155, constata-se que uma onda secundária, idêntica sempre para o mesmo corpo, aparece, indicando o comprimento da onda do corpo estudado, segundo a escala de Turenne.

Temos assim três meios de verificação permitindo descobrir um corpo: altura da onda de "0" a 80 cm; comprimento da onda de 80 a 155 (alguns corpos, contudo, vão além de 155). Enfim, colocando-se o segundo rádium a 92 centímetros, pode-se achar, de centímetro em centímetro, a ordem ocupada pelo corpo em estudo, conforme a classificação de Mendeleef.

No lado da régua em que a distância de 155 cm é dividida em 92 divisões eqüidistantes, colocando-se os dois rádiuns a "0" e a 92 cm, os mesmos vêm encontrar-se sobre a onda entretida portadora, e em meio de ambos os 92 corpos da citada classificação.

A forquilha nesses trabalhos não dá bons resultados. É preferível o emprego do pêndulo, de preferência preto, tal como o faz o Sr. René Lacroix.

Quanto ao estudo das cores (cores do espectro), a sua gama estende-se a partir de 0, que corresponde ao preto, vindo em seguida: vermelho 13, alaranjado 19, amarelo 25, verde 50 — 55, azul 62, índigo 68, violeta 80. Finalmente o branco, que é constituído pelo conjunto destas primeiras 7 cores, vai até 155. O infravermelho vai de 0 a 13, e o ultravioleta de 80 a 155.

Esta exposição não pode ser completa, nem cientificamente, de escrupulosa exatidão, parecendo mesmo paradoxal; porém, como diz o Sr. René Lacroix, faltam os termos para fixar os fatos e não são estes os culpados, mas, sim, a insuficiências de nosso vocabulário.

Damos a seguir o modo de proceder nas operações.

Tendo diante de si a régua, ou fita graduada, põe-se o corpo a estudar no ponto "0" sobre o rádium. Manter-se-á o pêndulo na altura do rádium, isto é, a 1 ou 2 centímetros acima. O pêndulo pode ficar imóvel ou oscilar; quando chegar sobre o ponto correspondente ao do corpo em estudo, terá uma giração negativa bem definida (XIII), e a graduação indicará a altura da onda do corpo, grupo ou família, o segundo rádium achando-se a 80 cm.

Em seguida, o comprimento de onda do corpo é determinado também por uma segunda giração negativa, se o segundo rádium for deslocado até 155 centímetros.

Na graduação de "0" a 92, uma giração positiva dará a classificação do corpo na tabela de Mendeleef.

Se o corpo examinado é composto de duas ou mais matérias diferentes, cada uma assinalará a sua presença na graduação dos 92. O que é sobretudo muito importante para a análise de um corpo determinado. Quase instantaneamente se conseguem os nomes dos corpos ou matérias que entram na sua composição. Um minério, por exemplo, analisar-se-á rapidamente, e, logo, pode-se saber se contém metal precioso, platina, prata ou ouro. A determinação de suas partes constitutivas não apresentará maiores dificuldades, posto que tenham de entrar em jogo a orientação mental.

Aí está um exemplo: põe-se um anel de ouro no rádium a "0", cujo peso é de 5 gramas. A sua composição é assinalada a 29 (cobre) e a 79 (ouro). O operador, concordando com a avaliação em peso de oito oitavo, achará, então, fazendo entrar em jogo a orientação mental, que o ouro participa na liga com 6 oitavos, e o cobre com 2 oitavos; isto é, que o anel contém 6 partes de ouro puro, ou seja, 3 gramas e 75 centigramas, e 2 partes só de cobre ou 1 g. e 25 centigramas. Essa liga corresponde pois a 18 quilates ou 750/1000.

A análise de qualquer corpo desconhecido pode ser feita, como se vê, muito rapidamente.

Outro processo pode ainda ser praticado para chegar ao mesmo resultado. Com um papelão faz-se um disco circular dividido em 360 graus. Dirige-se o "0" (zero) para o Norte, e põe-se o corpo a estudar, no centro do disco. Com a forquilha ou pêndulo, dando a roda ao disco, observa-se a graduação diante da qual o instrumento reage. Essa graduação indica a direção do raio "fundamental" do corpo. Se o corpo é composto de outros elementos, o instrumento reagirá diante de cada um deles e indicará, para cada um, o seu raio fundamental.

Se o operador preparou previamente uma lista de todos os raios fundamentais conhecidos, terá, com brevidade, os nomes dos corpos que entram na composição do corpo estudado.

Outro método muito simples consiste em apreciar a riqueza de um minério de um modo rápido. Levanta-se o pêndulo oco carregado da testemunha, próximo ao minério a ser estudado: o pêndulo oscilará. Levantando progressivamente a mão até uns dez ou mais centímetros, e a oscilação continua, há a presunção do valor; se, ao contrário se transforma em girações, o seu teor é insignificante.

Método de Probst

O método de Probst é a análise física dos minérios, método com o qual o seu Autor conseguiu resultados de uma exatidão digna de reparo, resultados esses confirmados pela análise química.

Aquele cientista procedia da seguinte maneira:

Colocava numa mesa, a 30 ou 40 centímetros de distância, de um lado, o minério e do outro, os pós ou parcelas de ensaio, servindo para efetuar as "pesadas" por equivalência. Enquanto o pêndulo gira sobre o minério, um ajudante derrama lenta e progressivamente o pó do seu metal puro, a 30 centímetros ao lado; atingida a quantidade suficiente, a giração do pêndulo cessa. Se o minério é de formação complexa, procede-se da mesma maneira com os pós metálicos dos diversos metais componentes do minério estudado.

Esse processo foi aperfeiçoado por M. Brard e Gorceix com a invenção de sua balança.

Para calcular o peso do metal puro contido em cada minério, Probst valia-se de coeficientes que a prática lhe havia indicado.

A dificuldade para a realização de tal processo é a de suprir-se de uma coleção mais ou menos completa dos pós ou limaduras dos diferentes metais.

Para a análise das terras, sob o ponto de vista agrícola, para saber se possuem as quantidades de fosfatos, potassa, cal, que lhes são necessárias, pode-se empregar o meio supra. As testemunhas fosfatos, potassa e cal são facilmente encontráveis.

Neutralizações (Em geral)

Numerosas experiências, seguidas de perseverantes observações, demonstraram que certos raios coloridos têm a propriedade de modificar e até de suprimir todas as radiações emitidas pelos diversos corpos, num certo perímetro ao redor do seu ponto de emissão.

Essa propriedade estende-se não somente aos raios coloridos agindo sozinhos, mas também aos raios emitidos por objetos coloridos, postos ao ar livre, na vizinhança dos campos de influência, emanando de um dado objeto radiante.

Os estudos sobre raios coloridos agindo de per si exigem longas observações e experiências numerosíssimas.

Vários autores que estudaram os fatos limitaram suas buscas somente ao lado prático e a reter a sua atenção ao meios que bastavam para a eliminação ou neutralização do poder dos corpos quanto à sua intervenção nas modificações da natureza das radiações emitidas pelos corpos estudados, ou mesmo anulá-las.

Fr. Padey assinala ter observado que as luzes vermelhas e azuis neutralizam todas as influências ou radiações da água.

A luz vermelha suprime também as influências do gás de iluminação e dos minérios negativos, e transforma em negativos os minérios positivos.

A luz amarela, em geral, enfraquece as influências sem destruí-las completamente.

Sobre uma canalização de água em tubos de ferro, a luz amarela suprime as influências do líquido e deixa subsistir as do ferro. Reverte os campos de influência do gás de iluminação.

Raios que emanam de objetos coloridos que agem ao ar livre

Acima de um objeto radiante, se se colocar um objeto de cor, reconhecer-se-á que ao seu redor, na superfície de um círculo cujo centro é o objeto radiante, e traçado com um raio que varia com a cor do objeto depositado nesse ponto, todas as influências desaparecerão qualquer que seja a cor do objeto depositado. Se todas as cores possuem essa particularidade, nem todas têm poder igual. Sua força neutralizante foi crescendo gradualmente do vermelho ao violeta.

Mas a força neutralizante do "branco" é superior à de cada uma das do espectro (XIV), porém ainda é inferior à do preto, sendo esta a mais forte de todas.

O poder de um neutralizador está sempre em razão inversa à força irradiadora do objeto radiante. Porém, nas circunstâncias mais favoráveis, este poder não vai além de um círculo de 5 metros de raio, tendo no seu centro o neutralizador (Fr. Padey). É essa a causa por que se aconselha colocar os neutralizadores de 2 em 2 metros de distância, desejando neutralizar certa superfície.

Os neutralizadores mais práticos são os feitos de papelão preto ou branco, pintado de preto com tinta nanquim, quadrangulares, de 10 x 10 cm, ou redondos de 10 a 15 cm de diâmetro, fáceis de serem transportados em quantidades suficientes. Uns vinte e pouco bastam.

Um neutralizador muito ativo é o constituído pelo "Sinete de Salomão" (Fig. 52), de construção fácil, devendo-se observar na sua construção as cores indicadas. O Eng. Larvaron diz no seu Manual ter combinado um neutralizador para prospecções, composto de um quadrilátero que traz nos seus quatro cantos um sinete de Salomão (Fig. 53).

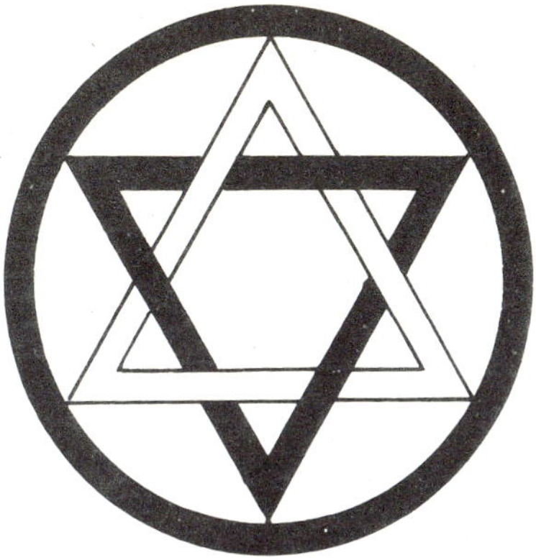

FIG. 52

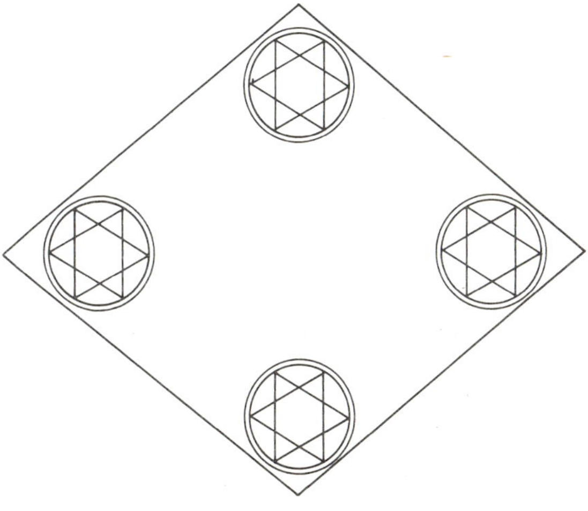

FIG. 53

Deve ser lembrado que, colocados nos espaços neutros os neutralizadores não têm efeito nenhum.

O operador poderá também levar consigo neutralizadores brancos e de cores, porém, ao utilizar estes últimos, evitar-se-á ajuntar simultaneamente os brancos, porque o conjunto neutralizador assim constituído nada mais neutraliza. O branco destrói o poder neutralizador, não somente das demais cores, como o seu próprio.

Achamos que para os principiantes seria indispensável dar alguns esclarecimentos quanto ao emprego dos neutralizadores que, muitas vezes, se tornam necessários nas diversas prospecções, sendo que, com eles, muitos erros seriam evitados. Devem ser sempre empregados, quando existem lugares onde se fazem as prospecções, influências capazes de fazer cair em erros os operadores não prevenidos.

As jazidas de minérios ou de minerais, as terras radioativas, pelas suas radiações, podem provocar erros de diagnóstico, porque há aí um fenômeno algo parecido a uma espécie de "indução". Essas emissões devem ser consideradas como "ondas parasitas".

Esta ação perturbadora pode ser eliminada. Para esse fim existem diversos aparelhos neutralizadores: o Aspironde do Abade Mermet; o Radiocaptor do Dr. J. Regnault, o neutralizador de jazidas e o neutralizador de imagens, os dois do Eng. Agrícola Larvaron.

Os neutralizadores devem ser sempre depositados em lugares onde se manifestam mais sensíveis os campos de influências. Nos espaços neutros não teria efeito algum. Colocados acima de um objeto radiante, todas as radiações, quaisquer que sejam, ficam suprimidas.

Existem atualmente na Alemanha mais de 150 modelos diferentes de neutralizadores para combater os efeitos das influências nocivas, conforme os casos e as anormalidades subterrâneas que os produzem.

7.ª PARTE

CAPÍTULO XVII

MÉTODO DO EMPREGO DAS FICHAS — COMO FOI DESCOBERTO ESSE NOVO MÉTODO

Nos estudos antecedentes e nas buscas já comunicadas, fomos muitas vezes obrigados a abandonar nossos trabalhos por falta de certas testemunhas, isto é, de minérios que servissem de amostras e testemunhas e das dificuldades a vencer para procurá-los. Esforçamo-nos, então, com os parcos recursos de nossa inteligência, no sentido de descobrir algo que suprimisse e remediasse a falta em que nos achávamos.

Devido, pois, à falta de material para construir as amostras de que mais precisávamos, amostras de rochas e de minérios, falta em que nos encontramos diversas vezes em nossos estudos referentes a buscas e prospecções, sentíamo-nos em sérias dificuldades. Agora, porém, reconhecemos que, quanto maiores eram esses escolhos, mais a inteligência se esforçava por vencê-los.

Há muitos casos que, para certas buscas, mesmo as referentes a trabalhos práticos, e até algo científicos, o sistema "D" é o melhor meio para sair do embaraço que repentinamente surge à frente e que, à primeira vista, parece ser insuperável.

É o caso que se nos deparou ao querermos estudar certas rochas e minérios. Muitas amostras-testemunhas nos faziam falta. Éramos forçados a abandonar os nossos estudos, quando, de súbito, surgia-nos na mente a idéia de valer-nos de fichas para suprir a falta de alguns minérios e rochas que não tínhamos à nossa disposição. Intuição que nasceu do fato da realização de certa experiência que se verificou com êxito.

Embora a nossa mente nos aconselhasse experimentar tais fichas, não tínhamos nenhuma certeza quanto ao seu êxito. Mas, refletindo sobre o que obtivemos com os nomes de remédios, escritos em linha (Ver págs. 119 e 120 da nossa obra "A Radiestesia no Lar", 2.ª edição) com o fim de examinar se havia possibilidade ou não de misturá-los; uma espécie de sugestão nos impelia fortemente a tentar a experiência; o que fizemos, mesmo na dúvida em que estávamos quanto ao êxito final da experiência.

Com efeito, que resultados poderiam ser tirados de uma idéia que não se apoiava em nenhuma base lógica e razoável?

Idéia que nasceu à toa, pode-se dizer, idéia que a nós mesmos parecia infantil. Não obstante, sem levar mais avante nossas reflexões sobre o valor de tal idéia, pusemo-la em execução. Contudo, sempre estivemos apoiados nos resultados obtidos em experiências quase semelhantes que relatamos em nossa obra acima citada, e de que não ousamos falar na 1.ª edição, embora tivéssemos feito nossas primeiras experiências alguns anos antes.

Alentados, pois, por aqueles primeiros sucessos, aprontamos as fichas dos minérios necessários para nossas experiências, minérios que não possuíamos e empreendemos os nossos ensaios, apesar de em nosso espírito permanecer a dúvida. Decerto, naquele momento, a auto-sugestão não entrava em jogo, nem a favor nem contra.

O êxito foi completo. Ficamos maravilhados pelo resultado obtido, e a tal ponto que nele não queríamos crer.

Repetimos as experiências uma após outra, sempre com o mesmo sucesso. Fizemo-nos substituir por outros operadores sem ter-lhes dado a conhecer antes a finalidade de nossas experiências. Conseguiram o mesmo êxito que nós.

Combinando as fichas e com elas formando pilhas para simular minérios compostos, conseguimos, com o próprio minério, a prova certa da exatidão de nossas experiências; e, para melhor nos cientificarmos do seu real mérito, estendemo-las a diversas outras matérias, obtendo sempre esse mesmo êxito fantástico que nos pasmava.

Quase ao mesmo tempo, num estudo de medicamentos contra certas doenças, nos veio a idéia de selecioná-los, fazendo agir o pêndulo sobre fichas, algumas com os nomes dos remédios e outras com os das doenças.

Coroada de êxito foi também a nossa última idéia; idéia análoga à que presidiu as experiências supra.

A essa descoberta referimo-nos na 2.ª edição da nossa obra "A Radiestesia no Lar", a fim de pô-la ao alcance e conhecimento do público desejoso de se servir dela e experimentá-la.

Ao mesmo tempo, tendo sempre em mente o êxito obtido anteriormente, mercê do método de fichas de nossos estudos, prospecções e buscas de minérios, êxito que removeu todas as barreiras em que tropeçávamos, fomos ampliando-as, estendendo-as a esse mesmo ramo da medicina terapêutica.

Chegamos então a descobrir que não mais se precisava dos pacientes para fazer o seu diagnóstico e auscultá-los. Uma simples ficha de cartolina, com o nome do paciente, bastava.

Ficamos pasmados ante os fatos que se assemelhavam a sortilégios.

Não queríamos crer nos fatos pelo que tinham de fantasticamente curiosos, apesar de os termos à vista, porém não podíamos negá-los e recusar-nos a aceitá-los, por serem verdadeiramente reais, palpáveis e irrefutáveis.

Se algum acérrimo incrédulo pretendesse duvidar, fácil seria convencê-lo com nossas provas.

Não há negar que as fichas podiam vir em substituição generalizada das matérias dos corpos, substâncias e da essência mesma de todas as coisas materiais, como também de questões espirituais.

Como explicar que o nome de uma pessoa, posto numa ficha de papel, só por si produziria emanações, cuja captação o pêndulo acusaria?

Qual a razão por que essas radiações se refletem e afetam as de ontras fichas, levando apenas umas os nomes dos remédios, outras os nomes das doenças?

Qual é e onde está a incógnita?

Qual é a força, qual o poder que intervém?

A esses fenômenos, a eletricidade e o magnetismo, decerto, não lhes são estranhos; porém, como agem?

Que haverá nesses fenômenos — tão estranhos que os torna misteriosos para nós — que constatamos em nossas experiências?

Não podemos dispensar-nos de mencionar a concepção que faz um dos mais famosos radiestesistas dentre os mais afamados e qualificados, o Abade Mermet, no seu livro “Comment J’opère”, a respeito da “telerradiestesia” de que foi descobridor e em que era mestre, citação que se pode assemelhar, até certo ponto, ao nosso caso de fichas. O leitor achará essa concepção descrita no cap. XXIII que trata da telerradiestesia.

Nessa citação vemos que tais possibilidades, no que é da própria matéria para o caso em questão, que se pode estabelecer uma aproximação algo semelhante com o que se passa em telerradiestesia.

Os nomes dos doentes, das doenças e dos remédios próprios para sua cura são, na realidade, nomes de elementos invisíveis ao radiestesista, e podem estar situados distantes do operador.

Embora uma foto, um escrito, uma assinatura, um nome sejam suficientes para produzir uma aproximação e estabelecer entre eles um contato por intermédio do potencial nervoso do Vedor, elemento da mesma natureza, e que se assimila às radiações emitidas por esses mesmos elementos fluídicos que representam corpos ou matérias concretas.

A força ativa que age nesses casos, quase misteriosa, deve ser atribuída à eletricidade, ou melhor, ao eletromagnetismo. A desagregação atômica dos corpos e o transporte desses elementos residuais através de um éter especial, nas células nervosas do operador, são instantaneamente transmitidos ao pêndulo que, por sua vez, as torna visíveis e de forma compreensível para os nossos sentidos.

Pois bem, com os nossos fracos conhecimentos tentamos tornar compreensível à nossa inteligência deficiente fatos que, à primeira vista, parecem misteriosos, milagrosos. O mesmo se dá quando utilizamos fichas com os nomes dos minérios e das rochas nos estudos mineralógicos.

Os êxitos obtidos nos diversos ramos da medicina e mineralogia levam-nos a acreditar na possibilidade de estender o método das fichas a numerosos outros ramos científicos.

Os estudiosos têm aí um campo imenso e fontes inesgotáveis para seus estudos.

Em mineralogia podemos citar um caso concreto que várias vezes verificamos, quanto à análise, quer quantitativa quer qualitativa.

Do ponto de vista qualitativo, achamos como constituintes de um minério um certo número de substâncias diversas. Estabelecendo uma ficha para cada uma delas, com o respectivo nome, e constituindo, em seguida, com essas fichas, uma pilha, observa-se que a mesma possui propriedades idênticas ao próprio minério, quanto à sua ação sobre o pêndulo. Esse fato prova a existência de uma influência que chamaremos espiritual, que passa através do fluxo nervoso do Vedor, com ação sobre o seu espírito.

Na última experiência acima citada, é tal a sua evidência que, se substituirmos as fichas por um pequeno elemento de cada substância, e o próprio minério por uma ficha com o seu nome, as reações do pêndulo serão as mesmas; e se, por outro lado, recompusermos a pilha das fichas, dispensando uma delas, o pêndulo, reagindo, reconhece a tentativa de engano, de fraude e também se substituirmos uma delas por outra, de modo que o nome da substância não entre na composição do minério, imediatamente o pêndulo assinalará a falsificação.

Com os remédios, as doenças e os enfermos, podem-se fazer experiências similares, com muito êxito e evitar que haja confusão com os remédios selecionados e próprios para a cura de uma doença bem determinada, empregando o método das fichas.

Uma pilha de fichas de remédios, resultando da prospecção ou do diagnóstico efetuado com fichas, com o nome do doente, demonstra, por meio do pêndulo, que existe uma perfeita ressonância ou acordo entre ela e a ficha do doente; e que, se acrescentarmos às fichas da pilha outra ficha de remédio, fora dos selecionados, e impróprio para a cura, logo o pêndulo denunciará o erro; comprovar-se-á igualmente que existe perfeita sintonização se, no lugar da ficha do nome do doente, colocarmos a ficha da doença.

Essas experiências constituem provas de uma extraordinária clareza que confundem e perturbam a imaginação do operador. Ademais, permitem-nos descobrir de um modo muito simples e até elegante qualquer falsificação, ou a impureza de um produto.

Em geral, em presença de um produto puro, o pêndulo dá girações positivas; se o produto for falsificado, as girações serão negativas.

Com as fichas, tendo uma suspeita de que tais ou quais produtos são falsificados, prova-se facilmente se o são pelas substâncias suspeitas, nocivas ou não (XVI).

Estudando também o emprego das fichas para se descobrir, apreciar e avaliar as faculdades intelectuais do homem, suas qualidades, seus sentimentos e tudo o que constitui o fundo, a essência mesma de sua consciência, do seu pseudopsiquismo, conseguiremos resultados dos mais animadores e, ao mesmo tempo, estupendos por sua aproximação com a realidade, quando não é a própria realidade. Esses resultados antes eram conseguidos com um retrato, uma escrita, uma assinatura, ou com algum objeto de uso íntimo da pessoa.

Aí está a razão por que predissemos a possibilidade de estender o uso das fichas a numerosas buscas, não somente materiais como também intelectuais e espirituais.

Só lastimamos que o método das fichas não apresente nada de científico em que nos possamos basear para explicá-los, por mais que o tentemos fazê-lo.

Esse método consistirá apenas num esforço do acordo mental junto ao acordo nervoso do operador?

O radiestesista deve, sem dúvida, mobilizar todo o seu sistema nervoso e mantê-lo numa tensão tal que lhe permita dirigir suas buscas, com o apoio e a ajuda de sua orientação espiritual.

Ao mesmo tempo deve, pela força de vontade, excluir de sua mente tudo quanto houver de estranho à pesquisa ou prospecção do momento.

É de fato um esfoço psicológico que age e domina as atividades fisiológicas do cérebro, durante os instantes empregados nesses trabalhos, e que prendem por completo os centros nervosos do radiestesista operador.

O fato de não podermos dar uma explicação teórica, realmente científica, que satisfaça os mais exigentes dentre os cientistas, e que abrande o seu ceticismo, não prova nada, senão a nossa incompetência e a nossa ignorância.

Os fatos estão aí à espera que um desses sábios, de erudição mais clarividente, dentre todos os demais, venha demonstrar que as células de seu cérebro estão, graças à composição idêntica do seu protoplasma em ressonância, em perfeito acordo com o das células do doente, cuja figura se reflete, através do nome do paciente, na matéria cerebral do radiestesista, convencendo-se de que o empirismo do método é só aparente.

Verifica-se então que as ondas que se desprendem de sua própria matéria cerebral equivalem em comprimento às que se desprendem do paciente. Fato logo percebido, mercê do pêndulo, acusando, pelas suas girações, que as ondas emitidas são realmente captadas — ondas essas que denunciam e provam a harmonia existente entre o doente, a enfermidade e o remédio, na hipótese de casos terapêuticos.

Lembramos, aqui, a respeito das fichas, que há mais de seis anos que tivemos a idéia de substituir a agulha imantada, ímãs e outros objetos semelhantes, pela representação em papel, sobre os quais conseguimos com o pêndulo as mesmas reações que sobre os objetos metálicos reais.

Exemplos esses consignados no capítulo III deste Manual.

8.ª PARTE

CAPÍTULO XVIII

PROSPECÇÕES AGRÍCOLAS

São numerosos os ramos em que a radiestesia estende suas possibilidades e, em todos, deixa entrever numerosas melhoras e benefícios a introduzir-lhes. O mesmo se dá também em questões agrícolas e, ainda, em tudo quanto toca à agropecuária em geral.

Só o ponto de vista agrícola abrange a análise das terras, seu beneficiamento, o adubamento, escolha das plantas e sementes para sua adaptação em determinados terrenos, e vice-versa; sementes, sua escolha, suas doenças e as das plantas e tudo quanto toca à agricultura em geral.

A pecuária muito teria a lucrar com os seus ensinamentos, mas, nesse ramo, como na medicina humana, apenas o abordaremos ligeiramente, chamando contudo a atenção dos leitores para as obras especializadas no assunto.

Terras

As terras são, mais ou menos, férteis, e sua fertilidade é função, muitas vezes, de sua composição ou da adaptação da cultura ao solo.

Muitas vezes, a cultura não é apropriada à qualidade da terra, fazendo abstração dos casos em que os terrenos são ou demasiado úmidos ou demasiado secos, assim como das condições meteorológicas que, em geral, se manifestam de modo mais ou menos permanente e constante, como se dá em certas zonas.

A terra vegetal, terra arável, é composta de quatro elementos: cal, areia, argila e humo, em proporções diversas que podem variar ao infinito, mas se os seus elementos estão em proporção conveniente, trata-se de primeira qualidade.

No Brasil, considerando o Estado de São Paulo e alguns estados vizinhos e numerosas partes do resto do país, a dosagem desses quatro elementos é muito irregular. Em certas partes a argila constitui a maior extensão das terras cultivadas. Terras fortes, coloridas de vermelho ou roxo, "massapé", são as de maior cotação (XVI).

Existem zonas onde a areia é o elemento dominante. Mas, em geral, o calcário parece faltar em grande parte das terras aráveis.

De fato, a falta desse elemento constitui uma deficiência das melhores terras de cultura. Contudo, sua falta não constitui, em absoluto, elemento de esterilidade, porquanto, se na sua composição se nota a falta dessa matéria, as plantas que nelas crescem recebem-no indiretamente por via de ondas ou radiações.

O calcário em massas mais ou menos espessas e profundas, coberto por outras camadas de rochas, dá margem a emanações que vão além da fraca camada das terras aráveis, em que vegetam raizinhas das plantas recobrindo o solo e que delas se apoderam na proporção de suas necessidades. O calcário é elemento indispensável; nem o reino vegetal nem o animal podem viver sem ele.

Como acabamos de dizer, todas as terras devem possuir calcário, mesmo que esse mineral não seja aparente, e até nas mais sutis análises, nas quais não se encontram traços, ele não deixa de existir.

Não há dúvida de que a existência do calcário é real, e se não aparece à superfície do solo em todas as partes, as suas camadas internas existem realmente mais abaixo, em profundidades indeterminadas, mas que a radiestesia pode calcular, caso haja necessidade de conhecê-las.

Já que aludimos às radiações, podemos afirmar que são elas precisamente que dão vida às plantas, alimentando-as, bem como aos seus produtos, suas frutas, e são elas que dão a certos produtos agrícolas o seu sabor especial que, às vezes, é característico.

Essas radiações são por certo de proveniências diversas, contando-se não só as do calcário, mas outras que também influenciam decisivamente a qualidade e o sabor das produções agrícolas. O mesmo se pode dizer das radiações expelidas pelos adubos químicos que fazem pesar sobre as plantas cultivadas em terras adubadas com tais adubos as suas impregnações quase sempre nocivas, mas cuja nocividade nem sempre se revela.

Composição das terras

A análise das terras é fácil de ser realizada com a ajuda das testemunhas de que o operador deverá ter o cuidado de se prover.

Não se afasta o emprego dos diversos raios.

As testemunhas serão sempre, e em geral, a "ultima ratio" comprobatória dos outros meios usados e postos em prática.

Os raios "fundamentais", já estudados por radiestesistas que se especializaram nesse ramo, tais como o Sr. Christofleau, Turenne, Mellin, Christophe e outros, dão indicações de princípios indispensáveis.

Segundo a escala de Turenne, acharemos o raio fundamental:

da Sílica (areia)	a Leste
da Argila	a Sul
do Calcário	a Norte
do Humo	a Oeste

Mas na mistura íntima desses quatro elementos desaparecem os raios fundamentais, e o conjunto da mescla dará apenas o raio fundamental do elemento que domina os demais, mesmo que seja apenas sua parte superior.

Segundo M. Mellin, se a dosagem dos quatro elementos for exata, teremos as manifestações da forquilha nos quatro pontos cardeais.

Segue adiante a anotação desse especialista:

Terras	*Predominância*
Sílico-calcárias	E. N. E.
" -argilosas	E. S. E.
" -Humíferas	S. W.
Argilo-calcárias	S. E.
" -arenosas	S. S. E.
" -Humíferas	S. S. W.

Não há dúvida de que as testemunhas compostas, de terras correspondentes aos dados acima, serão as que melhores resultados darão.

Mas nem sempre o operador terá em mãos a testemunha exatamente adequada. Em tal caso, será conveniente buscar e procurar uma testemunha idêntica, correspondente ao movimento vibratório das terras estudadas, tanto pelo sentido idêntico das séries, como pela concordância do raio fundamental e o das cores.

A gama das cores permitirá a concordância desses dois requisitos, e, com ela, escolher-se-á a testemunha semelhante ou a mais aproximada.

Constituídas as testemunhas com as cores, as mesmas devem ser utilizadas somente para determinadas buscas, deixando à margem outras pesquisas.

Conhecida exatamente a composição da terra, fácil será melhorála à vontade, dando-lhe o que falta em proporções quase matemáticas.

Radiestesistas especializados não raro preferem sistemas pouco usados, mas que têm dado bons resultados:

a) Irradiações dos terrenos, das sementes e plantas, em condições determinadas, de "luz filtrada" pela cor concordante ou com a combinação de cores precisas.

b) Uso da eletricidade atmosférica, levando ao solo as vibrações necessárias ou que lhe faltam.

A captação de eletricidade atmosférica é conseguida com uma antena vertical fincada no chão e terminada por várias pontas que transmitem a eletricidade no ar. Numerosas experiências demonstraram o perfeito êxito desse sistema.

O Sr. Cristof foi que, mercê dos trabalhos do Sr. Christofleau, teve a idéia dessa antena; e, com seu emprego, foi possível fazer-se, a título de experiência, com que germinassem e crescessem sementes e plantas em meio do cascalho grosso (XVII).

Esses métodos simples e pouco dispendiosos deveriam ser aplicados extensivamente, pelos bons resultados que dão: e seria, para desejar que substituíssem o emprego oneroso dos adubos químicos, causa freqüente de muitos desgostos derivados do seu emprego, tanto para os homens como para os animais que se alimentam dos produtos do solo (colmatagem intestinal dos ruminantes).

Supõe-se possível a detecção da dosagem microbiana de certas terras, baseada em buscas de laboratório já realizadas com êxito, e indicadas também por serem úteis e proveitosas. Nesse caso, a irradiação pela luz colorida será de capital interesse.

Plantas

É muito interessante o estudo das séries de cada planta, desde as herbáceas miudinhas, até as das árvores gigantes das florestas e as que rodeiam nossas habitações. Arbustos de flores e de adorno, até as plantas mais modestas que povoam nossas hortas. Dentre estas, existem algumas radioativas, tais como a cebola, o rabanete, o alho, a cevada, o tilo. Ao derredor das habitações devem ser plantados apenas os arbustos e as plantas de adorno em perfeito acordo e sintonização com os habitantes.

Os métodos de "ressonância", de sintonização, que se utilizam para verificar a boa alimentação e as buscas referentes à espécie humana, são sempre iguais aos que se aplicam nas detecções agrícolas.

Não esquecer que, nesses estudos e buscas, a utilização da testemunha exata dará sempre os melhores resultados, e, sobretudo, resultados comprovadores dos obtidos por outro método aplicado anteriormente.

Com a testemunha exata, o radiestesista poderá descobrir exata e rapidamente, em meio das inúmeras plantas que entulham os espaços entre as árvores, nas matas, a planta que busca, dirigindo-se, sem hesitação, rumo à mesma, graças unicamente à testemunha: pedaço da mesma madeira, ramo ou folha da espécie procurada. A testemunha indicará a raridade ou não de uma árvore e o seu estado de saúde, hipótese esta que lhe diminuiria, às vezes, até 80% do seu valor, segundo os casos.

Dessa facilidade nas buscas, resultam economia de tempo e de dinheiro, e, ao mesmo tempo, uma prospecção mais racional da floresta.

Enfermidades dos vegetais

As virações positivas do pêndulo, em seu sentido normal, manifestar-se-ão invertidas ou paralisar-se-ão quando o dedo em antena tocar o lugar sob o qual existir doença ou anormalidade no cerne da árvore (ponto atacado pela goma ou por insetos, cavidades, podridão etc.).

Esse diagnóstico rápido permite, nas madeiras de valor, separar os toros sãos dos defeituosos. Esse método dá também as causas do estiolamento das árvores.

Com ele pode-se entrever base para o eugenismo vegetal como o ideou o sr. R. Lacroix, por um lado, e, por outro, a terapêutica da planta, tudo pelos acordos vibratórios.

A incorporação, numa terra, de elementos que, pela sua falta, a tornam deficiente, poderá ser feita elétrica ou quimicamente, pelo adicionamento dos elementos que lhe faltam, quer totalmente, quer em parte. São estas as condições indispensáveis para se obter uma produção maior.

Mas, às vezes, o acréscimo de certos elementos, impossíveis pelos processos acima indicados, tornar-se-ia por demais oneroso, como, por exemplo, ao querer melhorar com argila ou calcário terras francamente arenosas ou vice-versa, com areia, as fortemente argilosas. Em tais casos, é melhor aproveitar a terra, tal como se apresenta em sua constituição no cultivo de plantas que preferem os solos arenosos, nas terras arenosas, e as que preferem terras argilosas, nas terras dessa categoria (XVIII).

Sementes e plantas

O pêndulo e a forquilha dão reações muito precisas e nítidas quanto ao poder germinativo de uma semente.

A atividade dos movimentos desses aparelhos indica exatamente esse poder.

Se a semente for defeituosa ou se o seu poder germinativo for inexistente, os instrumentos permanecerão imobilizados.

É, pois, indispensável dar à terra, senão sementes boas, pelo menos as que não corram o risco de produzir plantas raquíticas ou degeneradas.

1.º PROCESSO.

Deve-se verificar sempre se o acordo vibratório, a ressonância ou a sintonização existe entre a planta ou a semente e o terreno.

Tomar-se-ão de um lado as sementes ou a planta e de outro a amostra da terra. Far-se-á primeiro a concordância do pêndulo com a terra, obtendo-se oscilações ou girações; em seguida, aponta-se com o dedo (indicador esquerdo) a semente. Examinando-se o que faz o detector, reconhece-se que a semente e a terra, ambas, são favoráveis, se o pêndulo continuar e mesmo ampliar seu movimento.

Se o movimento continuar no mesmo sentido, porém decrescendo, indicará que a terra é boa, mas um tanto insuficiente para a semente.

Se o sentido do pêndulo for invertido, semente e terra estarão em desacordo, e, portanto, não haverá conveniência em se confiar a semente a esta última.

Com a forquilha, a testemunha terra, colocada num suporte, e a semente em outro, passando entre os dois, existirá sintonização se a forquilha se mover, e haverá desacordo se se mantiver imóvel.

2.º PROCESSO.

Os raios fundamentais comuns do terreno e da planta ou semente (ou de uma espécie similar) são indícios favoráveis da cultura dessa planta ou semente, nesse solo.

Bastará, portanto, fazer essa verificação.

Adubos — Adubação da terra — O estrume

As relações entre a planta, o adubo e o terreno apresentam uma grande complexidade e criam sérias dificuldades para o agricultor que as vence, muitas vezes, às apalpadelas.

É indispensável dar ao terreno, à semente e à planta o adubamento adequado.

Deve-se procurar, pois, no adubamento das terras, satisfazer o apetite de duas entidades diferentes: a semente ou a planta e a terra. A esta, para acrescentar aos elementos que possui o que ainda não tem ou tem pouco, a fim de acrescer-lhe as fermentações químicas ou microbianas que darão à semente ou à planta os elementos nutritivos exigidos por sua própria natureza para seu maior desenvolvimento.

Não será agindo ao acaso, dando à terra um adubamento qualquer, que se obterá um resultado feliz.

As plantas, segundo as espécies, necessitam de adubamento adequado. O mesmo pode-se dizer dos solos, conforme sua composição constitutiva, ou seu estado, mais ou menos enfraquecido, após uma sucessão de diversas culturas.

Não há dúvida de que a análise da terra fornecerá todas as indicações desejadas e praticamente aplicáveis para salvar, aparentemente, as deficiências por meio dos adubos químicos.

Não obstante, as terras anualmente cultivadas vão-se empobrecendo e se enfraquecendo, sendo urgente, pois, restituir-lhes o que cada ano lhes tiram as colheitas.

O adubo natural, comumente chamado pelos agrônomos da velha escola "estrume de estrebaria", o clássico *fumier de ferme*, adubo orgânico é, por certo, um dos melhores e dos mais completos. Convém a todas as terras, sementes e plantas.

Mas, a sua produção é muito limitada. Antes de se conhecerem os adubos químicos, o estrume de estrebaria era o único que podia permitir a cultura ininterrupta, anos a fio, das mesmas terras, sujeitas apenas à prática do afolhamento.

Se a superioridade não pode ser contestada, a sua quantidade disponível é tão reduzida que foi preciso lançar mão de outros recursos e arranjar substitutos em diversos adubos químicos sem nunca substituí-los de todo.

Se os adubos químicos, geralmente compostos, respondem com seu elemento principal dominante à necessidade do solo para o qual foi escolhido, os demais (elementos) têm, às vezes, efeitos nocivos, mais ou menos disfarçados e, para muitas lavouras, são onerosos.

Para o agricultor é de capital importância poder, de per si, saber quais as necessidades de suas terras, quanto à adubação que lhes é indispensável, tendo em vista as futuras plantações a que são destinadas.

A radiestesia fornecer-lhes-á os meios. Eis, a seguir, o processo:

Verificar com o pêndulo se há acordo vibratório entre uma amostra de terra e outra de adubo. O acordo existirá ou não se as girações positivas ou negativas se manifestarem entre as duas amostras estudadas.

Experimentar--se-ão rapidamente, dessa maneira, diversos adubos químicos; a mesma experiência poderá repetir-se entre adubos e sementes ou plantas, e também entre a mescla de terra (amostra) com uma pequena quantidade da amostra do adubo.

Se as girações do pêndulo forem positivas, o acordo existirá e a terra adubada com o adubo da amostra convirá à planta ou à semente com que foi experimentada.

Mas é a vida microbiana intensa que dá a fertilidade às terras agrícolas. Entretanto, os micróbios não podem desenvolver-se fora do humo existente ou fornecido à terra, por meio da estercadura orgânica. Esse meio é indispensável como indispensável são os micróbios na fertilização da terra.

Dentre aqueles infinitamente pequenos, estão os micróbios mineralizadores, cujo papel não é de menor importância. São eles que captam em primeiro lugar as radiações do calcário (fosfatos, sulfatos, carbonatos, etc.), sobretudo onde esse mineral parece não existir, e que tornam livres pequenas quantidades úteis às plantas, aos animais, aos homens, matérias tais como o fósforo, o potássio, o sódio, o enxofre, o ferro, o magnésio, o iodo, o arsênico etc.

Cada espécie desses micróbios "mineralizadores" absorve as radiações daquelas matérias, cada um segundo a aptidão do seu poder e, materializando-as, une-se às moléculas capazes de agregá-las, subministrando, assim, os alimentos assimiláveis, dos quais se nutre a planta, por intermédio dos seus pêlos absorventes.

O emprego dos adubos químicos se generalizou muito, e talvez até demais; porém não devemos nos esquecer: "Sem micróbios, impossível será conseguir plantas vigorosas; sem matérias húmicas, impossível a criação, e a pululação microbiana não poderá ter êxito, e sem adubos orgânicos (esterco, adubo verde etc.), não se conseguirá humo".

Sem este último, apesar dos adubos químicos, é a esterilidade do solo que por fim irá se manifestar.

A penetração das raízes e radicelas não alcança uma grande profundidade, no que toca às plantas anuais; e é raro que esses órgãos da planta procurem estender-se em profundidade além da camada de terra agrícola arável, se nada as atrai.

Quanto à terra, o adubo apresenta-se como medicamento. Há terras doentes e enfraquecidas, como há homens doentios e débeis que necessitam de remédios e fortificantes.

Para ambos, o pêndulo indicará o remédio.

[illegible] das raízes [illegible] formação de uma [illegible] que as plantas [illegible] e [illegible] profundidade [illegible] [illegible]

Quanto à [illegible] apresenta-se como [illegible] em [illegible] da forma [illegible] [illegible]

Este [illegible]

ANÁLISE QUALITATIVA E QUANTITATIVA DAS TERRAS

Para o agricultor, é sobretudo a composição das terras o que mais interessa e, para auxiliá-lo, damos, a seguir, métodos muito simples e fáceis.

1.º) ANÁLISE QUALITATIVA. O operador deverá possuir amostra de terra agrícola composta dos quatro principais elementos: areia, argila, cal e humo; e, ainda, amostras em separado dos mesmos elementos.

Numa mesa (XIX) põe-se, a 40 ou 50 centímetros uma da outra, determinando uma linha norteada na direção do meridiano magnético, de um lado, a amostra de terra composta, e do outro, a terra a ser examinada. Suspende-se o pêndulo no meio da distância. O instrumento movimenta-se oscilando e, aos poucos, vai girando.

Se a terra que se examina contém os mesmos elementos que a amostra, as girações do pêndulo serão positivas; se as girações forem negativas, a terra submetida à análise estará privada de um ou mais elementos constitutivos, isto é, dos que devem entrar na composição de todas as terras vegetais.

Nesse caso, um após outro, ajunta-se à terra a examinar uma das amostras dos elementos em separado: cal, argila, areia ou humo. Essa adição se faz aos poucos, começando com o elemento de que se suspeita faltar. Suspenso de novo o pêndulo, as girações tornam-se positivas, se o elemento que faltava à terra foi-lhe acrescentado, conferindo-lhe a qualidade de terra agrícola completa.

Essa rápida análise qualitativa proporciona apenas os meios de descobrir os elementos que faltam à terra, para constituir uma verdadeira terra agrícola, completa em seus elementos constitutivos. Mas continuaremos na ignorância da proporção dos elementos que faltam à sua composição.

É mister, pois, proceder à análise quantitativa.

2.º) ANÁLISE QUANTITATIVA. Faz-se também com o pêndulo, agindo para sua determinação, o "acordo mental" do operador que, tomando em mãos uma das amostras como testemunha e suspendendo o pêndulo, com o dedo indicador da mão esquerda em antena, apontando a terra que examina, faz para si, mentalmente, a seguinte pergunta: "Qual é a percentagem do elemento da testemunha que se deve ajuntar?" O pêndulo oscila então, e o número das oscilações que der constitui a resposta.

É preciso que os principiantes repitam amiúde esse exercício para não cometer erros na contagem. Às oscilações seguem-se rotações, geralmente positivas, cuja contagem deverá dar um número igual ao das oscilações. Estas últimas são, às vezes, seguidas de uma parada ou de rotações. A passagem de girações ou rotações negativas a positivas, das oscilações a uma parada, determina o fim de cada contagem.

Será sempre conveniente repetir essa experiência de três a quatro vezes e tomar a média dos números obtidos nas diversas contagens.

Ao processo supra vamos juntar outro mais novo, que consiste no emprego de fichas, e permite tornar relativamente muito fácil as buscas e análises.

Com efeito, pode-se sempre, à primeira vista, reconhecer, numa amostra de terra agrícola, sem análise prévia, quais são os elementos que predominam, podendo-se até avaliar aproximadamente a sua percentagem.

No Estado de São Paulo, o elemento que mais predomina nas terras consideradas melhores é a argila, cuja quantidade pode ser avaliada entre 60 a 85%; quanto à areia, varia de 40 a 60%, nas terras medianas e leves; nas francamente arenosas, a percentagem vai de 60 até 85%, ficando para o humo e a argila uns 5 a 15%. Há casos de certos terrenos argilosos em que a percentagem do humo e da areia totalizam apenas de 5 a 20% (XX).

Quanto ao calcário não há vestígios dele nestes casos.

Com o objetivo de certificar-se se não há engano a respeito do calcário, usa-se uma amostra de terra agrícola completa, composta segundo proporções bem determinadas. Coloca-se uma pequena parcela desta terra numa extremidade da régua e outra parcela da que se quer examinar na outra extremidade.

Suspenso o pêndulo no meio da distância que as separa, ele girará negativamente, se o calcário não existir na terra que se analisa. Verifica-se a exatidão dessa primeira experiência, se um ajudante deposita, em cima da parcela em exame, um grãozinho de carbonato de cal, ou uma fina raspada (1 miligrama que seja) de gesso, enquanto o operador tem suspenso o seu pêndulo, cujos giros são negativos, giros que, aos poucos, devido à influência das radiações desse grãozinho de carbonato de cal ou de raspa de gesso, agindo no pêndulo, transformam as girações negativas em positivas (Ver cap. III, "Ondas entre corpos semelhantes" e cap. XIII, "Comprovação da identidade e semelhança dos corpos").

O operador tem então a certeza de que, na análise a que deve proceder, a parcela que possui como amostra para analisar não encerra cal algum.

São então estabelecidas as seguintes fichas: argila 60%, areia 25%, humo 15%. A amostra da terra é colocada na extremidade Norte da régua, e, no Sul, as três fichas em pilha, isto é, uma em cima da outra. Suspenso no meio da distância, ou no meio da régua, o pêndulo girará negativamente ou positivamente. É mais provável, porém, que os giros sejam negativos.

Modifica-se então a percentagem das fichas (esta é escrita a lápis), conforme a nova avaliação do operador, dando à argila 65%, à areia 22% e ao humo 18%. Recompondo-se a pilha de fichas, o pêndulo poderá, ainda, dar girações negativas, porém fracas. A correção correu portanto num sentido acertado. A percentagem da areia será talvez ainda um pouco elevada; diminuindo-a de 1 (uma unidade), e, acrescentando a do humo na mesma quantidade, experimenta-se novamente com o pêndulo. A análise está próxima do resultado final.

O operador poderá então diminuir ou aumentar, de uma unidade, a percentagem da argila, acrescentando ou diminuindo na mesma proporção a da areia; a percentagem das fichas, de novo modificada, pode provocar no pêndulo girações francamente positivas, o que decide quanto ao acerto da análise. Em caso contrário, se forem ainda negativas, pode-se, conforme a amostra e a juízo do operador, acrescentar a do humo de uma meia unidade e diminuir a da argila ou a da areia em igual quantidade.

Esse método é, como se vê, realizado às apalpadelas, porém, para repeti-lo 5 ou 6 vezes, não exigirá mais de 5 a 10 minutos, e a percentagem obtida aproximar-se-á de meio por cento (1/2%) do resultado verdadeiro, e essa aproximação, correspondendo a um ou outro dos tês elementos, é mais que suficiente em análise de terras.

Não há dúvida de que será possível apurar ainda mais o resultado, se for necessário.

Por esse mesmo método, pode-se verificar a porcentagem em separado de cada um dos três elementos.

Apresentamos, ainda, a seguir, outro processo, também com o emprego das fichas.

Pesa-se a amostra a analisar: 50 gramas, por exemplo. Constituir-se-ão três fichas: areia, argila e humo, com percentagem aproximada. Coloca-se em seguida um fragmento ou pequena quantidade de pó de argila ao lado das fichas, e na outra extremidade da régua a parcela de terra que se vai analisar. Aplica-se o pêndulo no meio da régua. Se as girações forem negativas, retira-se, aos poucos, uma pequena quantidade de argila, até que as girações se apresentem positivas, seja por enfraquecimento das negativas ou por tendência do pêndulo em querer parar. Modificam-se, então, levemente, as percentagens das fichas, como foi dito acima, verificando de cada vez a atitude do pêndulo. Quando as girações se tornarem francamente positivas, a análise estará concluída.

Pesa-se a argila, e, conhecido este peso, uma pequena regra de três simples dará a percentagem que representa esse elemento na composição da terra submetida à análise.

Fazendo então uma ficha "argila" levando essa percentagem, e juntando-a às demais, numa pilha, o pêndulo deverá dar, sem equívoco, girações positivas, comprovando a exatidão da operação. E, se se tiver os elementos concretos em separado, poder-se-á reuni-los na proporção indicada na percentagem de cada um, para compor uma terra igual à da amostra da análise que, colocada onde estava a pilha de fichas, dará com a amostra para comprovação, girações positivas.

Apresentamos ainda outro processo que pode ser aplicado à análise e que parece mais simples, podendo-se dispensar, com a prática, as pesquisas às apalpadelas.

Dois corpos ou matérias idênticas, distantes 40 a 50 cm uma da outra darão sempre girações positivas, qualquer que seja a sua massa (volume ou peso) podendo esta ser consideravelmente desigual (Ver Cap. III "Ondas entre corpos semelhantes").

Se na composição do corpo entram diversas matérias poder-se-á, com o "acordo mental", conhecer a sua percentagem.

Com o emprego de fichas com o nome de cada um dos elementos e a sua percentagem aproximada, a pilha constituída com essas fichas dará as mesmas reações que o próprio corpo em natura.

Supõe-se resolvida a análise de uma terra dada em estudo, mas somente no que concerne a um só dos seus elementos, isto é, tendo unicamente em vista a argila por exemplo. Constitui-se uma ficha "argila" e experimentando com o pêndulo, as girações positivas do instrumento darão a certeza de sua existência na amostra. Mas, em que proporção?

Se na ficha argila apontamos 20%, por exemplo, a percentagem existente do elemento considerado, obteremos com o pêndulo girações positivas se a nossa avaliação for acertada, e portanto, existirá acordo entre a percentagem real do elemento e a ficha.

Mas esse resultado só se deve ao acaso. Na maioria das experiências, o pêndulo dará girações negativas, provando que não há acordo.

O operador procederá então do seguinte modo: valendo-se de um ajudante, operará como se se tratasse de pesar um objeto qualquer numa balança comum, usando, à guisa de pesos, fichas com percentagens: 1/2%, 1%, 2%, 3%, 5%, 10%, 20%, etc.

Enquanto o operador tem suspenso o pêndulo entre a amostra a analisar, que aponta com o dedo índice da mão esquerda e a ficha "argila" 20%, o ajudante vai depositando e empilhando sobre esta as demais fichas com percentagens, vagarosamente, como se fossem pesos, observando ao mesmo tempo, as reações do pêndulo, até que o instrumento transforme suas girações negativas em positivas, que determinarão, nesse instante, a percentagem exata buscada.

Para os demais elementos componentes da amostra, proceder-se-á do mesmo modo.

A execução desse método é muito delicada, exigindo grande prática e sobretudo muito cuidados da parte do ajudante. É preciso exercitar-se muito para obter resultados exatos, pois estes dependem da constante observação do fiel da balança, representada pelo pêndulo, ficando este ao cuidado do ajudante que deve proceder muito devagar na colocação das fichas das diversas percentagens.

Esse método, excetuando o emprego de fichas, tem algo de semelhante com o de Prosbst, porém, não dá exatidão igual.

Como lembrete acrescentamos que as boas terras de cultura devem conter 1/1000 (1%) de ácido fosfórico, 1% de azoto, e 2% de potássio, cuja presença e percentagem verificar-se-á com amostras-testemunhas ou com fichas.

Pecuária

Se, para o gênero humano, a radiestesia oferece tantas possibilidades na cura das diversas doenças que o afetam, não há negar as vantagens que as mesmas possibilidades, aplicadas à pecuária, podem trazer-lhe, e encarar os proveitos que também a patologia dos animais domésticos pode beneficiar.

Tanto a forquilha quanto o pêndulo podem servir para diagnosticar qualquer doença de que padece um animal e descobrir qual o órgão, ou o lugar certo em que o mal se localiza.

Esses conhecimentos podem ser de grande proveito para os criadores e, *a priori,* para todos os campônios.

Os mesmos instrumentos podem, da mesma forma, indicar os remédios adequados.

O processo a seguir é muito simples:

O operador, com o pêndulo na mão direita explora, à pequena distância, 15 a 20 cm, o corpo do animal doente, e ao mesmo tempo passeia a 1 ou 2 cm da pele a ponta do seu dedo indicador nas diversas partes do corpo do animal; o pêndulo mantido na mão direita, imóvel ou oscilando, girará logo que o dedo indicador chegar frente ou acima do ponto doente, indicando qual o órgão afetado, por meio de girações negativas.

É escusado dizer que o operador deve conhecer algo da anatomia dos animais.

Quanto ao remédio, o operador julgará aproximadamente quais os mais próprios, ensaiando, um após outros e depois os supostos mais eficazes.

Tomando então na mão direita uma pequena quantidade do remédio a ensaiar, mantê-lo-á encostado sobre a sua eminência Tenar, com o dedo maior e o anular (contanto que não toque o fio do pêndulo recolhido no vão da mão) e suspenderá o pêndulo a 10 ou 15 cm do ponto reconhecido anormal, que permanecerá assinalado pelo dedo indicador da mão esquerda. Se o remédio convém, as girações que antes indicavam com giros negativos a anormalidade do órgão apontado tornar-se-ão positivas, como se o animal não mais sofresse, naquele ponto, de qualquer alteração (XXI).

Se ao primeiro ensaio não se consegue resultado positivo, deve-se continuar a experimentar os demais remédios, até chegar a um que dê girações positivas. Para os métodos de prospecção animal e diagnóstico, o leitor consultará com proveito as obras de M. Mellin e as de M. Abel Martins, doutores veterinários.

9.ª PARTE

CAPÍTULO XIX

ONDAS CALCÁRIAS

Como já foi dito no cap. XVII, no estudo das terras, quanto ao que refere ao calcário, quer na sua ausência absoluta, ou só aparente, o ponto de vista de sua existência, como mineral e corpo simples, contudo, não é razão para negar a sua existência.

Em todas as partes, o calcário existe em combinado, mais ou menos, com outros corpos, tais como fósforo, potássio, carbono etc. Portanto, seria inútil negar a sua ausência completa, embora, muitas vezes, haja deficiências.

Por conseguinte, devido à importância que oferece esse estudo, achamos conveniente tratá-lo neste capítulo especial.

Em muitas regiões, às vezes vastíssimas, se observa a falta de calcário, parecendo mesmo completamente ausente.

Todas as plantas têm necessidade absoluta dele, umas em quantidade quase infinitesimal, posto que outras, para o seu desenvolvimento, necessitam quantidades maiores, como demonstra a sua análise química.

E, às vezes, fato muito notável, essas últimas brotam e se desenvolvem espontaneamente, em solos que não parecem conter a mínima quantidade de cal.

A análise química de certos solos apenas denuncia traços desse mineral, embora indispensável à vida vegetal. Contudo, apesar dessa ausência aparente, as plantas têm a possibilidade de encontrá-lo e assimilá-lo em quantidades necessárias para a formação dos seus tecidos (XXII).

Por outro lado, observou-se em certas terras maior abundância de leguminosas que nelas se desenvolvem espontaneamente — conseqüência fortuita de uma queda de sementes — ou também, como acontece, quanto à cultura de diversas leguminosas em terras argilosas, aparentemente privadas do elemento calcário, e que crescem com muito viço, dando colheitas relativamente regulares.

Nessas terras, o calcário parece faltar completamente, dando-nos a idéia de que são eminentemente ácidas. A análise, às vezes, denuncia apenas vestígios desse elemento mineral tão indispensável à vida das plantas que, entretanto, vicejam nesses solos assaz vigorosamente.

Como se explicaria a presença de cal em seus tecidos, se a terra que as nutre não possuísse tal elemento?

Não há dúvida de que, embora contra toda a aparência em contrário, o calcário existe, ainda que seja invisível à superfície do solo.

As jazidas desse mineral existem decerto, porém acham-se em profundidades diversas e indeterminadas, e, às vezes, muito grandes. Não obstante, quer mais superficiais, quer mais profundas, as camadas calcárias conforme os andares geológicos não deixam de irradiar suas ondas que se elevam até a terra arável, onde todas as plantas têm suas raízes que se servem do necessário para a formação dos seus tecidos e para sua vida.

O que sobra vai escapando-se na atmosfera.

Pois, todas as plantas, desde as leguminosas que maior quantidade assimilam, vão-se aproveitando do elemento indispensável que a Natureza pôs para sua nutrição, sob a forma de emanações ou das radiações.

Qualquer que seja a profundidade das jazidas calcárias, todas as plantas desfrutam das suas radiações em proporção das suas necessidades.

A assimilação desse elemento é um fato, mas quem pode dizer como se processa?

Admite-se que é por meio das células, micróbios e belos absorventes que as plantas recebem a sua nutrição. Pois, pelas mesmas vias, as radiações vêm trazer a sua cooperação.

Quem poderá negar que nos terrenos francamente calcários a absorção do cal pelas plantas não se realize por radiações?

Se é certo que as proteínas, os hidrocarburetos e matérias graxas, que a análise descobre nas constituição química das plantas e que constituem as principais matérias nutritivas dos vegetais, penetram nelas por um processo, que assegura à planta uma nutrição mais substancial que as radiações das mesmas matérias, não obstante, as radiações, podem ser ainda suficientes para dar às células dos tecidos fibrosos a resistência que requerem.

Não se pode negar que nos tecidos dos vegetais existem outros minerais, que a análise é ainda impotente, não descobriu, devido a sua quantidade quase imponderável.

Que processo seria esse que permite às plantas a assimilação das radiações do calcário e que transforma em matéria facilmente absorvível a forma fluida das mesmas?

Embora não acreditemos que se possa atribuir isso senão às radiações do calcário nas plantas, quando crescem em terras onde não existe esse mineral.

Em qualquer parte do globo, desde o período das formações mais antigas, desde o arqueano até as mais recentes, as de aluviões do quaternário, quase todas as camadas geológicas conhecidas existem em diversas profundidades; os grandes e profundos levantamentos que modificaram a superfície da crosta terrestre, subvertendo as camadas geológicas, transportaram, às vezes, à superfíçie da terra as mais antigas camadas. Pois bem, pode-se dizer que, em todas e quaisquer partes do globo, as formações progressivas e sucessivas das diferentes camadas, com tudo quanto encerram em metais e minérios, existem em diversas profundidades, e delas emanam radiações que influenciam a existência e a vida, nos reinos vegetal e animal e mesmo nos mistérios e processos que contribuem para sua formação e desenvolvimento e que fomentam a atividade ou a perturbam, seja vegetal, animal ou humana.

O calcário existe, pois, sempre; não é isto uma simples hipótese. Pode-se afirmar que não precisa ser visível. Onde há vida, o calcário não pode faltar. Pouco importa a profundidade em que se acha, pois suas radiações vão, sem dificuldade, atingir e influenciar a vida de tudo quanto existe à superfície da terra, como elemento indispensável para sua formação constitutiva e a da sua vida. O mesmo diremos dos demais minerais que entram, seja na formação constitutiva seja como substância nutritiva de tudo quanto tem vida e que delas são tributáveis; e é somente pelas suas radiações que as plantas podem captá-las.

É fato notório que todas as plantas precisam de cal, e que os solos ou subsolos imediatos que aparentemente não possuem esse elemento não deixam de tê-lo; porém, às vezes, acha-se a uma grande profundidade, de onde envia suas radiações atingindo e afetando tudo quanto tem vida.

Sabe-se que, dentre as plantas, as leguminosas são, como foi dito acima, as que fixam o calcário em maior quantidade.

Nos solos "a-calcários", são as radiações do cal que, de suas profundas jazidas, lançam as suas Ondas através das demais camadas geológicas, até alcançar a terra agrícola arável, onde assentam suas raízes e radicelas todas as plantas que as captam para sua existência.

Não pode ser, pois, por outra via, que elas recebem esse elemento. Tampouco, pode ser pura hipótese o modo de encarar tal processo.

O exame desses terrenos pelos métodos radiestésicos deve denunciar a presença do calcário a certa profundidade que o radiestesista pode calcular.

As plantas que vivem em tais solos, as leguminosas sobretudo, recebem-no por ondas sucessivas e constantes que as jazidas calcárias emitem continuamente. As raízes (XXIII) recebem tais vibrações, e assimilam-nas na medida das suas necessidades.

Dentre os minerais e metais que servem de nutrição e passam a participar da constituição dos tecidos vegetais, trazendo a sua indispensável contribuição à vida das plantas, em geral, cingimo-nos somente ao calcário.

Mencionamos as ondas desse mineral por serem elas as mais importantes assim como as mais indispensáveis para o desenvolvimento de todos os vegetais.

Não obstante, tanto para o calcário como para os demais minerais que entram na composição das plantas e de que estas em maior ou menor quantidade precisam, não deixam de recebê-las, conforme as suas necessidades, ainda que o solo, aparentemente, não denuncie a sua presença.

É, pois, por intermédio de suas ondas ou radiações que os minerais proporcionam às plantas as partes dos seus componentes de que elas necessitam.

Esses minerais podem achar-se a profundidades muito grandes e indeterminadas (embora a radiestesia possa fixá-las exatamente) e são as suas ondas ou radiações, tal como o explicamos e ficou dito para o calcário que trazem às plantas, os minerais e metais de que precisam.

Não é pois necessário que os mesmos sejam visíveis e obrigatória a sua presença à superfície, ou a pequena profundidade. Para as radiações não há obstáculos nem distâncias.

Aí está a razão pela qual as plantas que necessitam de calcário vão se desenvolvendo tão vigorosamente em terras aparentemente destituídas do calcário.

É igualmente indiferente que a camada calcária esteja exatamente debaixo do solo cultivado, pois as radiações o alcançam obliquamente, sem maior dificuldade, visto que, para elas, não há obstáculos.

10.ª PARTE

CAPÍTULO XX

PROSPECÇÃO DO HOMEM — RADIAÇÕES DOS SERES VIVOS — DIAGNÓSTICO PENDULAR — SUA ORIGEM

Foi pelos anos de 1905/1906 que, ao Abade Mermet, veio a idéia de que se podia realizar com os "seres vivos" o mesmo que se fazia com os corpos inanimados, estudando-os como se estudava a crosta terrestre.

As veias e artérias não lembram as correntes subterrâneas? A carne muscular e os nervos não apresentavam analogias com as diferentes camadas do solo?

E o Abade Mermet entregou-se ao trabalho. Estudou essas questões que encabeçavam os principais capítulos do seu programa.

Observou as radiações do corpo humano e a dos seus diversos órgãos. Percebeu logo que os órgãos doentes não davam a mesma cifra de radiações que os sãos.

O Abade Mermet, com essa simples observação, descobriu e criou o "Diagnóstico pendular".

Prosseguindo em suas observações nas clínicas, nas enfermarias e, principalmente, no decorrer do seu longo ministério paroquial, visitando os doentes, conseguiu estabelecer regras que lhe serviram de base para a criação do Diagnóstico Radiestésico.

Não podíamos deixar na sombra, falando do diagnóstico pendular aplicado aos seres vivos, o nome do seu ilustre autor, pois o diagnóstico pendular surgiu para o bem da humanidade, que deve ser grata ao Abade Mermet, cura de Jussy (Suíça).

Êle deixou numerosos trabalhos e descobertas práticas importantes, sendo algumas delas tão sensacionais que raiam ao prodígio e ao milagre.

A descoberta do diagnóstico pendular, ou diagnóstico radiestésico, contando apenas uns 45 anos, já prestou, sob formas diversas, imensos serviços à ciência de curar, serviços que dia a dia mais se propagam.

Essa descoberta, apenas revelada, despertou a atenção de muitos doutores em medicina e em veterinária, bem como de engenheiros, farmacêuticos e herboristas, que se lançaram com êxito à prática da radiestesia e ao estudo do diagnóstico pendular radiestésico. Está estabelecido que cada espécie de ser vivo é caracterizada por uma cifra e um sentido de rotação ou giração específicas; e que, para cada ser vivo, o pêndulo é capaz de dar indicações muito mais pormenorizadas.

Assim, cada um dos grandes sistemas do corpo humano: ósseo, muscular, circulatório, nervoso etc, possui uma cifra especial:

Ósseo — 9; Muscular — 11; Nervoso — 11,5; Circulatório — 15; Estômago — 7; Pulmão — 10; Fígado — 11; Coração — 12; Rim — 14; Cérebro — 20.

Essas cifras não variam, nem com o indivíduo nem com o estado de saúde ou de doença.

Ainda mais: cada um dos sistemas ou órgãos indicados acima apresenta outra cifra que varia de 10 a 0, segundo o estado de saúde ou grau de doença. Exemplo: estômago com saúde... 7; estômago doente... 9, 8, 7, 6, 5, 4, 3, 2, 1. Quanto pior o estado do órgão, menor é a cifra e, inversamente, quanto maior a atividade do pêndulo nas suas girações negativas, para os radiestesistas de polaridade positiva.

Todas as doenças microbianas têm também uma cifra que é a cifra característica do micróbio:

Estafilococo	21	Pneumococo (pneumonia)	28
Bacilo tuberculose	36,6	Estreptococo (erisipela)	40
Bacilo febre tifóide	50	Micróbio da sífilis	55
Colibacilo do intest.	60	Bacilo da cólera	70

Há doenças que, embora sejam consideradas como microbianas, dão assim mesmo uma cifra especial:

a tuberculose	36,5
o câncer	40 a 42
a sífilis	55
a inflamação dos tecidos	60
a paralisia	19

Caso seja preciso examinar um ser vivo (homem ou animal), devemos fazer-lhe as seguintes perguntas:

a) Terá uma doença?

b) Qual é o órgão doente?

c) Qual a parte do órgão e, se possível, qual o ponto exato onde está situado o mal?

d) De que enfermidade sofre?

e) Que ponto de gravidade atingiu a doença?

Para responder a essas perguntas começa-se por procurar a radiação pessoal do sujeito; em seguida, passa-se com o pêndulo ao redor do corpo mantendo-o a boa distância para a captação da radiação, 15 ou 20 centímetros.

Se o pêndulo passa em frente de um órgão doente (o dedo indicador esquerdo do operador, passando, ao mesmo tempo, a poucos centímetros do corpo do paciente, indicará o ponto ou órgão doente), através de um movimento de repulsão que o faz afastar-se do corpo, traçando em plano horizonal, um círculo que vai fechar-se no ponto afetado, onde se deu a repulsão. Esse círculo será tanto maior quanto mais afetado estiver o órgão em estudo. Quanto ao sentido das girações, estas serão negativas, para o operador de polaridade normal. A modificação dos movimentos do pêndulo justifica a hipótese que as radiações de um órgão doente não são as mesmas que as de um são.

O órgão doente é o que se acha exatamente à altura do lugar onde o pêndulo traçou seu círculo.

Para localizar o ponto doente é preciso conhecer a sua projeção à superfície e a sua profundidade nos tecidos.

Com um dedo da mão esquerda, ou com um objeto de ponta na mão, formando antena, que se move rente ao vestido, porém sem necessidade de tocá-lo, designa-se o ponto do corpo e anota-se o lugar certo em que o pêndulo reage (Aqui se vê a necessidade, para o operador, de possuir as cifras de série de um número importante de doenças).

A gravidade das doenças é dada por uma cifra especial que o pêndulo acusa. Partindo do princípio de que o órgão são dá a cifra 10 (cap. XVIII), qualquer modificação do seu estado normal para um estado patológico que torna a sua resistência menor, a cifra 10 vai diminuindo, descendo a 9, 8, 7, 6, e, em caso de maior gravidade, prossegue descendo a 5, 4, 3. Quanto mais o órgão vai se afastando do seu estado de saúde, tanto mais sua cifra vai se aproximando a 0.

Mas, observa o Abade Mermet, há exceções para os nervos. Caso exista uma depressão nervosa, o pêndulo acusa menos de 10;

em caso de exaltação, a cifra sobe. Assim, para uma pessoa cansada, o pêndulo pode chegar a 30, 40, 50. Cifras superiores indicam uma nevrose grave.

Como se pode notar, num mesmo organismo o pêndulo dá uma quantidade tão diversa quanto variável de cifras, correspondendo, umas à espécie, outras a indivíduos e outras, finalmente, ao sexo, aos sistemas ósseo, nervoso, circulatório, muscular ou a certas doenças. Como poderá o operador saber a que pergunta pertence ou corresponde a cifra dada pelo pêndulo?

A resposta a dar a tal pergunta é difícil, diz o Abade Mermet. Na prática, talvez, os casos sejam tão numerosos quanto os operadores. É preciso que cada um se esforce praticamente para adquirir um certo domínio de si e de sua sensibilidade, para, nas auscultações mentais, conseguir para as mesmas perguntas séries próprias, correspondendo exatamente e sempre às mesmas cifras.

Adquirido esse êxito, o operador poderá ter confiança em si e nas cifras obtidas ao diagnosticar um doente.

Todo radiestesista suficientemente prático poderá contar com a obtenção de cifras exatas, respondendo às perguntas, se nos seus trabalhos concentrar toda a sua atenção em cada uma das perguntas para as quais deseja resposta. É mister, pois, não desviar a atenção para outro assunto ou distrair-se com coisas estranhas ou pessoas que o rodeiam.

Assim, o operador realmente prático adapta e regula o seu aparelho receptor, natural e espontaneamente, para receber as vibrações das ondas que lhe darão a resposta exata.

Os médicos radiestesistas, graças às radiações específicas de cada doença, poderão discernir facilmente doenças que apresentam sintomas característicos similares, mas provenientes de doenças diferentes. Assim, a tuberculose imita a pleurisia (c. 36,5), a sífilis simula a paralisia, a apilepsia etc (c. 55).

Será suficiente contar com atenção as cifras pendulares obtidas do doente e compará-las às cifras microbianas:

Tuberculose 36,5 Sífilis 55.

Hesitações no diagnóstico são muitas vezes desculpáveis, porque amiúde as dores fazem-se sentir num ponto distante do foco, sítio do mal. Mas um médico radiestesista pode captar a radiação com o pêndulo no ponto dolorido e acompanhá-la até ao lugar onde está a origem do mal.

Com as cifras de cada órgão, pode-se distinguir entre dois órgãos que se tocam, como o fígado e a vesícula biliar.

Quanto à operação do câncer, o pêndulo e sua cifra permitem discriminar a existência das diversas raízes ou ramificações que devem ser extirpadas para impedir novo desenvolvimento do mal.

Como dissemos no começo deste capítulo, foi o Abade Mermet o primeiro radiestesista a iniciar a prospecção do corpo humano, com possibilidade de fazer o diagnóstico radiestésico das pessoas doentes. A ele, pois, a mais merecida honra por uma descoberta de tão alta relevância. E se, posteriormente, outros radiestesistas, dentre os quais doutores em medicina que pelas suas descobertas melhoraram e facilitaram os diagnósticos cientificamente, nem por isso devemos deixar de citar em primeiro lugar o método do Abade Mermet, método que ele concebeu e que empregou com êxito assombroso durante mais de 30 anos.

* * *

Se existe uma ressonância entre dois objetos quaisquer, a sua sintonização, quer com a forquilha quer com o pêndulo, será logo reconhecida.

Esse estado particular entre dois objetos, dois corpos, duas matérias, é o que se chama a lei de "simpatia".

Um salto da forquilha ou girações positivas do pêndulo serão os indícios de que há ressonância, que existe um acordo perfeito entre as radiações de um e de outro, e essa concordância, tratando-se de um remédio e de um órgão doente, prova que o remédio é próprio para a cura da doença.

Uma corrente benéfica ou maléfica estabelece-se entre as pessoas e os corpos e objetos que os rodeiam. Tudo quanto existe em derredor de nós cria, para cada um, um ambiente particular ao qual se adaptam nossos estados funcionais físico-químicos, mentais e psíquicos, cujas vibrações agem sobre a sua própria existência.

Mais ainda, o nosso potencial vibratório extremamente variável entra em relação com tal vibração, sintonizando com ela.

Do estado presente do corpo humano derivam conhecimentos da mais alta importância para a nossa saúde e até mesmo para nossa felicidade.

Vibrações orgânicas

Tudo quanto circula no organismo, líquido, sólido, ou gasoso, procede ao seu escoamento, segundo uma lei denominada "lei helicoidal", isto é, segundo o ritmo em redemoinho (turbilhão) ou em aspiral, tal como a água sai de uma torneira, em filetes helicoidais.

O estudo dessas ondas helicoidais (ou "tourbillonnaires") interessa a fisiologia, a patologia e a terapêutica, e conduz a concepção das vibrações das células de todo organismo vivo.

Desse fato decorrem conseqüências importantes, pois que todas as células de nosso organismo participam também desse movimento vibratório.

A sua vibração se exerce segundo um certo comprimento de ondas que se podem medir exatamente.

Numerosas mensuras foram efetuadas em sujeitos normais e anormais, medidas essas que permitem fixar cifras médicas de comprimento de ondas e segundo o Sr. René Lacroix, de quem tomamos esses dados, elas demonstram que lesões idênticas se traduzem sempre por variações idênticas de comprimento de ondas.

Métodos para buscas de doenças

Do que acontece, concluiremos que todos os corpos vivos são animados de movimentos vibratórios.

O corpo doente tem vibrações afetadas que podemos detetar e curar reconduzindo-as ao seu estado normal anterior.

Para não tornar estas descrições demasiado prolixas, o que não é próprio de um manual, iremos reduzi-las à sua mais simples expressão, apenas para dar ao leitor o conhecimento resumido desses métodos. Ao leitor que queira mais amplos detalhes, aconselhamos as obras especializadas no ramo.

Enunciaremos primeiro o "Princípio absoluto" seguinte: "A forquilha e o pêndulo não se comportam igualmente ante um órgão são e um órgão doente", princípio que já tivemos oportunidade de citar.

O leitor, antes de penetrar a fundo nos diagnósticos pormenorizados, deve exercitar-se na prática de diagnósticos que não apresentem complicações, preparando-se com buscas sobre as mãos de um paciente.

Expomos a seguir um método preconizado por R. Lacroix, método extraído das indicações de um astrólogo-pendulizante, de muito valor, M. Brost (método ocultista). Esse método dá as indicações suscetíveis de permitir buscas e de fazer dianóstico pendular simples da mão de um paciente.

O acordo deve-se fazer no vão da mão aberta (uma ou outra) e logo poder-se-á iniciar a prospecção pela primeira falange do dedo indicador.

Para esclarecer a marcha da operação, seguir-se-á a numeração indicada, tanto nos dedos como nas falanges e na palma da mão; os números correspondem aos órgãos e membros do corpo humano cuja relação segue.

Esse método, na sua simplicidade, pode servir de verificação ao método Bovis.

FALANGES

1. *Cérebro,* cabeça
2. *Garganta,* laringe
3. *Braços,* mãos, espáduas
4. *Plexus, Seios,* assimilação
5. *Estômago,* diafragma
6. *Ventre,* intestinos
7. *Rins,* espinha dorsal, nádegas
8. *Sexo,* vias urinárias
9. *Coxas,* quadris, ânus
10. *Joelhos,* jarretes
11. *Pernas,* tornozelos
12. *Pés* e dedos dos pés.

MONTES

13. *Circulação do sangue,* fígado, sistema digestivo geral, licor seminal.
14. *Joelhos,* os dentes, vaso, articulações, reumatismo.
15. *Coração,* sangue, vitalidade.
16. *Cérebro, braços,* sistema nervoso, pulmões, brônquios.
17. *Sexo externo,* músculos e tendões, bílis, nariz.
18. *Estômago,* peito, sistema linfático, humores, fluidos.
19. *Seios e garganta, sexo interno,* veias.

Os órgãos grifados são recortados no teste das falanges e dos montes permitindo verificação.

Esse método facilitará o desbastar um diagnóstico como o do cromodiagnóstico do Dr. Leprince ou o de Bovis.

No exame das moças e mulheres, ver em primeiro lugar o que faz o pêndulo no monte de Júpiter (13), e, na segunda falange do auricular (sexo), se se imobiliza, adiar o exame com esse método, por alguns dias. A parada do pêndulo na 3.ª falange anular e no monte de Vênus (19) pode fazer prever uma prenhez.

Lembrar-se-á a conveniência de retirar os anéis dos dedos da paciente e colocá-los longe dela durante a verificação.

Método Bovis

Nesse método não se leva em conta a polaridade da pessoa a examinar.

Trata-se da divisão do corpo do doente em zonas correspondente cada uma delas a um dos dedos das mãos.

Aí está a regra do método Bovis:

Os movimentos são invertidos toda vez que o órgão correspondente ao dedo examinado estiver doente, tomando em conta que na mulher é a mão esquerda que corresponde ao lado direito, e a mão direita ao lado esquerdo.

Para utilizar com mais proveito esse método, R. Lacroix acha que é melhor examinar a mão pelo dorso, começando pela do signo da polaridade de oscilação. Este deve ser iniciado no dorso da mão. Far-se-á afastar os dedos para examinar o que faz o pêndulo: se oscila no sentido de cada dedo, não há nada que assinalar; logo que gira ou cruza um dedo, é que existe uma perturbação no órgão correspondente.

Nesse exame, nunca se deve suspender o pêndulo até a unha, senão os movimentos se invertem.

Eis as correspondências das zonas dos dedos do homem:

MÃO DIREITA

Polegar — Testa, lado direito.
Indicador — Costado respiratório direito.
Médio — Fígado.
Anular — Rim direito.
Auricular — Baixo-ventre direito.

MÃO ESQUERDA

Polegar — Testa, lado esquerdo.
Indicador — Costado respiratório esquerdo.
Médio — Estômago.
Anular — Rim esquerdo.
Auricular — Baixo-Ventre esquerdo.

Parte baixa do polegar (monte de Vênus): Coração.

Para a mulher, ler mão esquerda em lugar da mão direita e vice-versa.

O que se pode conseguir como diagnóstico, por esse método, terá sobretudo um valor a título de informação: a zona dita "estômago" pode afetar diafragma, o pâncreas e o vaso, isto é, quarto da esquerda; a zona do fígado, o quarto da direita.

Método do Dr. Leprince ou "Cromodiagnóstico"

O Dr. Leprince usa como pêndulo um prisma de quartzo ou cristal (Talvez não seja imprescindível).

Faz-se o exame de preferência da palma da mão direita para o homem e esquerda para mulher.

Normalmente, o pêndulo girará sobre essas duas palmas. Interpondo um *écran* colorido entre o pêndulo e a palma da mão, ter-se-á ou continuação da giração, ou ovalização do círculo ou uma oscilação em lugar de girações.

Ovalização ou oscilação indica uma perturbação certa de um órgão que vigra normalmente na freqüência harmônica da cor do *écran*, isto é:

1	*Écran*	violeta	Perturbações	do pâncreas, glândulas supra-renais, Anemia, Hipotensão.
2	"	Índigo	"	hepáticas.
3	"	Azul	"	tireoidianas.
4	"	Verde	"	gastrointestinais
5	"	Amarelo	"	cardíacas.
6	"	Alaranjado	"	nervosas.
7	"	Vermelho	"	circulatórias e
			"	arteriais.
8	"	Amarelo pálido	"	da circulação
			"	cerebral.
9	"	Malva	Hipofisárias	
10	"	Rosa	Espelências.	
11	"	Verde claro	Perturbações	de assimilação.
12	"	Chocolate	"	do sistema nervoso, sacro.
13	"	Coralino	"	das vias respiratórias.

Este último número poderia ser ajuntado, segundo o Dr. Lesourd, para assinalar e pesquisar com o *écran* Coralino as perturbações das vias respiratórias.

O Dr. Leprince recomenda colocar à plena luz a palma da mão e operar durante o dia, e ainda mais: colocar o paciente, frente ao Norte, para com o *écran* I; frente a Este, para o 4; ao N—E, com o 3; a E. S—E para com o 5; frente ao S com o 7; e ao S—E, para com o 6.

O Dr. Leprince faz abstração da lei de polaridade, posto que recomenda regular o pêndulo para dar girações positivas, na palma da mão esquerda.

Esse caso, posto que se verifique com a mão da mulher normal, tem suas exceções.

O Sr. Lacroix julga que se obtém bons resultados usando qualquer pêndulo, porém "neutro" e sem orientação prévia, desde que de princípio se observe a lei de polaridade; admite também que os *écrans* transparentes podem ser substituídos por fitas de cores.

CAPÍTULO XXI

SÉRIES HUMANAS

As séries humanas do Sr. Lacroix diferem completamente das que nos deixou o Abade Mermet.

O método de polaridade não foi mencionado pelo Abade Mermet. Mas conhecemo-lo pelas descrições já feitas no que diz respeito às suas conseqüências, devido às divergências que se produzem nos movimentos dos instrumentos, se comparados entre os diversos operadores de polaridades diferentes, e as aspirações a que podem dar ensejo, como das conclusões em que entram em jogo, operadores ou... pacientes, de polaridades diferentes.

Nas suas séries, o Sr. Lacroix consegue cinco grupos de cifras que se apresentam sempre na mesma ordem. Primeiro o grupo da espécie que sobe a 30 para o ser humano.

Quando o pêndulo, acima da mão do paciente, marcar a cifra 30 ou der 30 girações, parará ou mudará de sentido para indicar o fim da série.

Segundo: O pêndulo, recolocado logo no campo estudado, dará nova cifra de série: 1, 2 ou 3. Estes dois últimos algarismos são os mais comuns. Trata-se da constituição do indivíduo. Essa cifra, geralmente, não mais se modifica para o mesmo indivíduo. Segundo o Sr. Lacroix, essas cifras parecem indicar as constituições fluoríticas, fosfóricas e carbônicas dos homeopatas. O carbônico dominante é dado pela cifra 3.

Terceiro: Após o fim da segunda série, o pêndulo começa uma terceira de 7 a 15, quanto a indivíduos com saúde regular; de 16 a 30, tratando-se de pessoas doentes, é a série "vigor" 16, que forma como que um patamar e parece indicar a esterilidade congênita.

Acima de 16 as cifras não implicam essa esterilidade; porém, subindo até 30, dão a indicação de uma perturbação, de uma queda do "vigor", e essa última cifra 30 avizinha-se da pior vitalidade.

Quarto: Estamos na quarta série, a da vitalidade que vai de 50 até 570. Uma bela vitalidade é a indicada pelo n.º 50. A de 570 é a morte que se pode dar um pouco antes.

Os algarismos mais correntes se estendem de 80 a 180. A partir de 200 aconselha-se às pessoas que atingem essa cifra precaverem-se, procurando normalizar a corrente, ou melhor, aumentá-la, elevá-la.

As variações da vitalidade podem ser muito rápidas, sobretudo ao aproximar-se da morte.

A vitalidade é função de um bom estado psíquico. Assim, uma notícia má pode fazer baixar a vitalidade de muitos pontos.

Acima de 200, o radiestesista deverá cuidar muito do diagnóstico e observar o paciente, buscando descobrir o lugar crítico causador dessa baixa vitalidade.

Conseguindo o fim dessa série, começa então a quinta e última série.

Quinta: Esta corresponde a uma relação nervosa e cerebral: indivíduos pouco evoluídos L. normal 2 e 3; 4 denuncia superatividade cerebral; 5, mais ainda, quase indicando uma desordem. Se esta série se prolonga, existe um centro profundamente atacado, e a morte pode sobrevir de um momento para outro, quando se aproxima de 9 ou 10. É preciso estudar seriamente a medula e o cérebro.

O Sr. Lacroix confessa que na contagem dessas séries faz uso de um plano especial além de uma orientação mental. Na contagem agindo com um divisor de 10 sobre a 1.ª e a 4.ª séries em que conta 10, 20, 30, e noutra parte, 10, 20, 30..., 400, 410, 420..., etc.

Efetivamente, seria quase impossível contar até 500 sem errar, devido ao cansaço do operador.

Fora da medicina, o interesse dessas cinco séries existe, por exemplo, na identificação rápida do autor de uma carta anônima, pois a escrita dá exatamente a "ficha" do indivíduo.

Como se poderá notar pela descrição acima, a questão das séries pode modificar-se de um radiestesista a outro. Para o Abade Mermet, a cifra é 19, para o Sr. R. Lacroix é 30, para nós, 19, como a do Abade Mermet.

Reconhecer-se-á que é só com o treino seguido que um principiante poderá conseguir a fixidez das cifras de séries dos corpos.

Se obtiver cifras de autores conhecidos, estará muito bem, porém, se nos seus exercícios de treinamento, para um mesmo corpo, consegue de cada vez a mesma cifra, por diferente que seja da de outros autores, deverá tomar nota, e adotá-la como sendo sua.

Reparamos, como aliás o notaram muitos radiestesistas, que a sugestão influi muito na contagem, e que conhecendo a cifra de um corpo, dado por um radiestesista de valor, poderá o estudante achá-la após alguns ensaios, ou um pouco de treino. E, em outras ocasiões, sem mais pensar, de um modo inconsciente, achará para o mesmo corpo a mesma cifra, sem sugestão portanto, apesar de que, de princípio de seu treinamento, teria sido difícil livrar-se dela. Isso vem provar que a sugestão primitiva incorporou-se tão intimamente nele que a sua sensibilidade nervosa não mais se ressente das primeiras lutas.

Diagnóstico direto

É interessante dar, a seguir, o processo usado pelo Sr. Lacroix para proceder a um diagnóstico com a presença do paciente.

A prospecção radiestésica de um doente é uma verdadeira auscultação.

Começa-se pela cabeça com o dedo antena dirigido na fronte, e em seguida, na nuca, e, continuando lentamente, examina-se o conjunto do corpo.

a) Se de princípio o pêndulo permanecer parado, ficará assim inerte sempre que os órgãos examinados estejam em estado normal. Começará a oscilar ou girar logo que o dedo antena se encontrar no campo de um órgão adoentado.

b) O pêndulo movimentando-se a princípio (natural ou forçado), esse movimento corresponderá ao sexo do paciente (oscilações para o homem, girações para mulher conforme a polaridade). Parará ou investirá seus movimentos quando o dedo antena entrar no campo de órgãos em desequilíbrio.

Com a forquilha, a ponta dirigida para o corpo, explora-se a superfície anterior e posterior.

A forquilha levantará ou baixará, mais ou menos bruscamente, quando em presença de uma zona em desequilíbrio. Para a profundidade, esta iguala a distância que vai da ponta da forquilha à pele do paciente. O pêndulo permitirá desenhar melhor a superfície da parte doente, a sua forma e também medir a profundidade em que se acha o mal. Pêndulo e forquilha indicam assim uma perturbação funcional, uma cavidade pulmonária, uma contusão interna ou externa, a deslocação de um órgão, a presença de um corpo estranho, de uma bala, num ponto qualquer do corpo.

Se o pêndulo ou a forquilha indicarem uma perturbação, o operador poderá perguntar a si próprio qual será ela.

Aqui estão duas maneiras de apreciá-la de modo certo:

a) Pelo estado funcional do órgão fora da causa do desequilíbrio.

b) Pela busca da causa microbiana, se ela existir, e de sua virulência.

Por certo que é preciso ter um dado treinamento mental para habituar-se às séries de valência funcional, indo de 10 a 1, como escala (cap. XIX).

Agora, entra em jogo a teoria do Abade Mermet: 10 sendo o estado de saúde perfeita dos órgãos, cada cifra inferior indicará um enfraquecimento sempre mais grave.

Em seguida, tendo nas mãos as testemunhas microbianas correspondentes, os instrumentos somente indicarão se existe o acordo entre testemunha e doença (lesão, tumor, inflamação etc).

O diagnóstico direto anunciará, por exemplo, um câncer em formação muito antes da deteção ou auscultação médica tê-lo descoberto, a de uma zona pré-cancerosa, porque, se a testemunha permite anunciar "câncer", um método de orientação mental sério dará a virulência do mal em relação à cifra 10, considerada com indicando a atividade máxima do órgão sadio.

Portanto, ter-se-á, por exemplo, "câncer", virulência 1, 2 ou 3; sobre órgão com estado funcional 9, 8, 7. Essas indicações permitem anunciar uma zona cancerosa ou câncer latente em tal ou qual parte do corpo. Da mesma forma descobre-se a zona pré-tuberculosa.

O exame direto deverá exercer-se de modo especial para a circulação do sangue nos braços e antebraços, para um diagnóstico regional da espinha dorsal.

Esta abrange e domina os órgãos seguintes:

1.ª e 2.ª	vértebras	respondem	pelas perturbações encefálicas: insônias, enxaquecas.
3.ª à 5.ª	"	"	pelas perturbações da garganta e do nariz.
6.ª à 8.ª	"	"	Bronquites, afecções do pulmão.
9.ª	"	"	Doenças afetando o coração.
10.ª à 12.ª	"	"	Doenças do estômago e do fígado.
13.ª à 15.ª	"	"	Afecções e perturbações gastro-intestinais.
16.ª à 20.ª	"	"	pelas Afecções dos rins e da pele.
21.ª à 24.ª	"	"	Apendicite, peritonite.

Enfim, mais abaixo: constipação (prisão de ventre) ciática; e para terminar: doenças dos membros inferiores.

Em todas essas buscas, é o raio capital que mais amiúde age, e muitas vezes sozinho; e é ele que permite estabelecer a profundidade da lesão.

Mas, o método do dedo em antena parece preferível ao do acordo mental e físico a alguns metros do paciente, e evita a interferência de ondas parasitas emanadas dos objetos que rodeiam o operador. Assim prospeta-se verdadeiramente a primeira zona fluídica, isto é, a "primeira Aura" do corpo humano, a "aura física" (Ver Caslant: "A aura humana").

A seguir, o Sr. Lacroix expõe dois métodos particulares:

a) A mão com o dedo antena em contato com o órgão, praticar-se-á o método de sintonização pendular em relação às testemunhas microbianas e as doenças sucessivamente apresentadas.

O acordo indicará a presença de tal ou qual infecção.

b) Mas, se não se puder dispor de todas as testemunhas necessárias, corre-se o risco de não poder determinar o mal: aconselha-se, em tal caso, o emprego do método de Turenne.

Esse método indicará a vibração em altura de onda e a virulência, permitindo detetar em seguida, seu nome, pelo artifício do remédio em "ressonância" demonstrando a doença provável.

Sintonização Microbiana Turenne - Lesourd

O material Turenne é constituído por uma régua de 80 centímetros (ver "Análise dos corpos", cap. XV). As extremidades da graduação "0" e "80" c. são colocados como dois rádiuns.

Emprega-se o pêndulo preto, não-metálico.

A testemunha vem diretamente do doente: sangue (uma gota num papel mata-borrão branco, muito limpo, urina posta logo em frasquinho tapado com rolha nova e limpa), ou, ainda, a mão do doente colocada por cima do rádium a "0" (zero). A onda portadora leva a sondas pendulares que os nossos detectores desvendarão, indicando a altura de onda em que se classifica a doença examinada, através da testemunha ou amostra do doente e conforme a tabela seguinte e a graduação da régua:

Altura das ondas	Doenças nelas classificadas
13	Encefalite letárgica (algumas vezes em 68), enterococos mormo, poliomielite, escarlatina, sífilis, varicela, tétano
19	Tuberculose, impaludismo, bacilo Denys, zona, difteria do filhote do pombo
25	Asma, carvão, *influenza*, peste, pneumococos, psoríase, pirogêneo, estafilococos branco e citrino, vacina, envenenamento lento, gripe, colerina, vibrião sético, sicose
25 e 55	Gangrena, diabetes
50	Fibroma, certos quistos
55	Albumina, amebas, blenorragia, colibacilo, câncer, sarampo, apendicite, *bacilus lactis*, aerogêneo, tetragêneo, sais cloretos, cólera das galinhas, carcinoma, lâmblias.
55 e 68	Tênias
62	Quisto hidrático, estreptococo, raiva, estreptobacilo do cancro mole, certos reumatismos e, nas galinhas, o *bacilopulorum*
62 e 68	Tumores cerebrais
68	Coqueluche (tosse convulsa) tifóide, sarcoma, varíola, oxiúros, difteria, meningococos, paratifo, hemofilia, estafilococos dourados, certos reumatismos, cólera, bacilo febre amarela, bacilos perfringens, bacilo piociânico, diplococos da meningite cérebrospinhal, pneumobacilo, micróbio da gripe (isolado em culturas pelo dr. Nebel em 1935), gota
68	Movimento especial: lepra
80	Nada (Esse quadro fica forçosamente incompleto)

Completamos esta exposição por um exemplo e as conclusões que seguem tais como foram expostas pelo Sr. R. Lacroix:

Uma gota de sangue dá girações a 25, 62, 68; é pois a testemunha microbiana exata colocada em cada uma dessas graduações que transformará as girações em oscilações (XXIV): a 25 achamos estafilicocos brancos; a 62 estreptococos indicando infecção; a 68 achamos sarcoma e estafilococos dourados.

Existe pois uma espécie de câncer maligno com produção de pus, caso grave.

Examinando as oscilações dadas com cada testemunha pela série de virulência já indicada (ver cap. XVII) teremos a ficha seguinte: sarcoma 7; estafilococos brancos e dourados 6; estreptococos 7. É certo que, com essas indicações, se se trata de um órgão importante como o fígado, pâncreas ou rim, o valor funcional de um ou de outro será de 3 ou 4 no máximo e a vitalidade do doente será de 300 ou mais ainda (ver cap. XX) com marcha rápida para a morte, caso não se circunscreva o tumor ou será operado e paralisado seu desenvolvimento.

Nota: Embora o nome de M. Turenne encabece este método, deve-se, para ser justo, recomendar ao leitor as obras do Sr. Henri Mager: "Nouvelles méthodes de prospection" e "Une science nouvelle", onde achará a essência do que M. Turenne desenvolveu e adaptou.

Este último método é muito prático e, se as doenças enumeradas no quadro supra são incompletas, o mesmo processo permite, em todos os casos, descobrir os remédios próprios à cura da enfermidade assinalada, sendo os mesmos, na maioria dos casos, suficientes para revelar o seu nome.

Pode-se, ainda, substituir as testemunhas microbianas por cores, tendo previamente estabelecido uma tabela cujas cifras de altura de onde estão em sintonização com as preparações microbianas.

A seguir, daremos umas tabelas das cores e suas alturas de ondas, e outras de alguns corpos simples e de diversos sais dentre os mais utilizados em terapêutica.

TABELA DAS CORES

Com as respectivas alturas de Ondas

		Altura das ondas ou alturas primárias	Ondas primárias verdadeiras
1 Preto		0	
2 Infra vermelho		0	
3 Vermelho carmim escuro	A	13-19-25	13
4 " sangue	B	13-19-25-62	19
5 " carmim claro	C	25-62	62
6 Vermelhão claro	D	25-62	25
7 Alaranjado		55-68	55

8	" B — a		13-19-68	19
9	" D — a		13-19-25	13
10	Amarelo ouro	a	55-62-68	55
11	" cromo escuro	b	13-25-50	25
12	" " claro	c	62	62
13	" claro	d	19-55-68	55
14	" palha	e	55	55
15	Verde claro	a	50-55	50
16	" escuro	b	68	68
17	" muito escuro	c	19-55	19
18	Azul claro-pálido	1	13-19-25	19
19	" celeste	2	55-62-68	62
20	" hortência	3	13-62	13
21	" hort. mais escuro	4	62-68	68
22	" *bleu du roi*	5	13-68	68
23	" *b de r.* m/escuro	6	25-62-68	25
24	" azul marinho	7	13-62	13
25	" marinho escuro	8	13-62	68
26	Índigo	A'	13-62	13
27	" claro	A2	13-19-25	13
28	" esc. violáceo	A3	55-68	13
29	Violeta	a	19	19
30	" azul claro	b	68	68
31	" rosado	c	62	62
32	Gris 1/2 p. e 1/2 br.		50	50
33	Ultravioleta-branco		80	
34	Branco		80	

Esta tabela mostra a relação que existe entre as cores e as alturas de ondas que podem entrar em ressonância ou acordo com quaisquer corpos, matérias, remédios, doenças, pacientes etc., que se classificam nas mesmas alturas (Devemos nos lembrar que altura de onda é o equivalente de Onda Primária, O-P.).

NOTA: Os raios Infravermelhos compõem-se de sete cores do espectro solar, mais o Preto, excluído o Branco.

Os raios Ultravioletas são formados pela reunião das sete cores do espectro, mais o Branco, excluído o Preto.

O Preto emite, pois, raios (radiações) iguais ao Infravermelho, e o Branco raios equivalentes aos Ultravioletas.

TABELA de alguns METAIS e CORPOS SIMPLES
Com suas CORES e ALTURA de ONDAS

Alumínio	Amarelo	68
Bronze	Azul + Verde	62
Chumbo	Azul + Violeta	55
Cobre	Azul	50
Estanho	Amarelo + verde + Branco	50
Ferro — Aço	Azul	68
Níquel	Verde + azul + branco	62
Ouro	Gris	62
Platina	Violeta	25
Prata	Verde	50
Zinco	Verde	25
Arsênico	Azul p + azul c. H	62
Bismuto	Azul	13
Cloro	Azul p + azul c. F	62
Cromo	Índigo	68
Enxofre	Vermelho	55
Fósforo	Azul + verde	50
Iodo	Azul + Branco + Azul c. G.	25
Potássio	Azul p + Azul c E	50
Sódio	Azul p + Azul c A	25
Magnésio	Amarelo	50

TABELA dos PRINCIPAIS SAIS mais empregados em TERAPÊUTICA com suas CORES e ALTURAS DE ONDAS

Bi-Clorureto de Mercúrio	Verde	13
Bi-Iodeto " "	Vermelho	68
Bi-Cromato " Potássio	Violeta	13-25-13
Carbonato de Barita	Índigo	62
" " Cálcio	Vermelho + azul	68
" " Potássio	Amarelo + verde – branco	62
" " Sódio	Verde	68
Cloreto de Barita	Violeta + azul + branco	55
" " Mercúrio	Vermelho	68
" " Potássio	Violeta	62
" " Sódio	Azul	68
" " Alumínio	Amarelo + Branco	68
Fluoreto de Cálcio	Verde	68
Iodeto de Mercúrio	Amarelo + Verde	55

" " Potássio	Amarelo	13
" " Sódio	Amarelo + Branco	68
Fosfato de Cálcio	Azul	62
" " Ferro	Azul + Gris (ÍNDIGO)	62
" " Magnésio	Vermelho + Violeta – Branco	62
" " Potássio	Violeta	50
" " Sódio	Verde	68
Sulfato de Cálcio	Azul	19
" " Potássio	Azul	55
" " Sódio	Verde + Azul – Branco	68

A altura de onda nessas duas últimas tabelas (metais e sais) corresponde, quanto à sua aplicação, conjuntamente com as cores, no tocante às doenças, à mesma classificação. Ela é determinada por meio da régua de Turenne, com dois rádiuns colocados a 80 centímetros um do outro. O número que leva o metal ou o corpo simples, na classificação de Mendeleef, pode conseguir-se com a mesma régua, pondo o segundo rádium a 92 centímetros, ou bem numa outra régua em que os 155 centímetros tiverem sido divididos em 92 partes iguais, cada uma delas representando a ordem da classificação conforme a lei de Mendeleef que classifica e faz entrar todos os corpos existentes na Natureza em 8 grupos ou famílias, ocupando o último conhecido a casa 92, que é a última.

Buscas recentes deixaram perceber a existência do corpo 93, que, afinal, foi realmente descoberto.

O corpo 93 é, segundo parece, "uma terra rara". Um telegrama de Paris publicado pela imprensa, no transcurso de 1939, anunciou que o elemento 93 acabava de ser descoberto pelo físico Hulbei, graças ao espectrógrafo inventado há alguns anos pela Sra. Cauchois (conforme comunicação do Sr. Perrin à Academia das Ciências). Mas o seu nome não foi publicado. O mesmo cientista definiu, com o referido aparelho, o elemento 85 da mesma classificação, que é o "Moldavium".

* * *

Nas numerosas experiências a que procedemos reconhecemos que a amostra íntima proveniente do doente (saliva, urina, sangue etc.) quando entra em acordo com uma cor, se se colocar (na régua) a amostra a "0" a cor sobre o rádium a 80 centímetros, experimentando com pêndulo neutro e preto, as girações que antes eram negativas tornam-se positivas (isso para nossa polaridade).

Agora, se substituirmos a cor sobre o rádium a 80 por um remédio (este homeopático, por falta de preparação microbiana), as girações continuam positivas se o remédio estiver em "ressonância" com a amostra íntima do doente. Isto significa que o remédio convém à cura do doente.

Outro remédio qualquer que entre em sintonização, isto é, que não concorde, provoca, após alguns movimentos do pêndulo, a completa parada do instrumento. Se se tratar de infecção microbiana, devido à falta dessas preparações testemunhas, não se poderá descobrir a causa real, nem o nome da doença, mas descobre-se o remédio, que, finalmente, pode ajudar a descobrir a doença.

Sabemos também que, se frente à mão do doente se apresenta um medicamento incompatível com a doença, o pêndulo, colocado entre os dois (mão e remédio), manifestará a sua repulsão, isto é, o seu desacordo por girações negativas ou por oscilações transversais aos dedos da mão. Dará girações positivas se existir acordo.

Com a régua, pelo processo acima indicado, dá-se o mesmo. O operador pode ainda comprovar os resultados obtidos por outros processos.

Notar-se-á que a amostra proveniente do doente pode ser experimentada com um só rádium a "0". O pêndulo indicará tão exatamente como com os dois rádiuns (um a "0" e outro a 80), as cifras correspondentes às famílias a que pertencerá a doença em relação à amostra.

É certo que o nosso processo não pode substituir em resultados os que daria a experiência feita com testemunhas microbianas, que podem determinar de chofre qual a infecção de que padece o paciente, e, para o médico, a indicação exata do medicamento a administrar.

A medicina homeopática não cogita senão de dar remédios que têm por fim (nas doenças microbianas) criar um ambiente interior às vezes refratário, onde o micróbio não somente será prejudicado no seu desenvolvimento e pululação, mas também onde não pode mais viver, acabando por morrer, do que resultará a cura. Isto é o que se consegue com os remédios homeopáticos. Resultado idêntico dão, afinal, as injeções dos soros que não são senão remédios homeopáticos também, cuja preparação se apóia numa base muito diferente, e na qual entram culturas de bacilos, mortos ou vivos, da espécie causadora da doença que se deseja curar. Embora existam hoje remédios homeopáticos próprios para a destruição dos micróbios e para a cura dos doentes por eles afetados. Dentre eles citaremos: o colibacilinum, o cancerinum, o hydrophobinum, o estaphylotoxinum, o estreptoxinum, vários sérums antituberculosos etc.

Da ação e da influência das cores na cura das doenças

Vimos como um medicamento realmente eficaz, isto é, que cura, tem necessidade do "acordo", "ressonância", "sintonização" (XXV) entre o remédio e a enfermidade.

As experiências repetidas à porfia nada mais oferecem de extraordinário para o radiestesista que, nos princípios desta ciência nova, hesitava em seus primeiros passos no mundo científico e maravilhava-se com as revelações e indicações do pêndulo.

E é coisa bem natural. Mais tarde, as buscas levadas muito além permitiram descobrir que existia uma ligação muito estreita entre as cores, as doenças e os medicamentos, e mesmo com todos os demais corpos.

Tudo está ligado entre si. Uma relação muito íntima une, de modo preciso, o que cada um desses três vocábulos representa. E essa constatação, pelo que encerra em si, é verdadeiramente estupenda.

As cores têm uma "ressonância" perfeita com os diferentes casos mórbidos e cada um deles tem a sua, que lhe é própria; os medicamentos que sintonizam com as enfermidades sintonizam igualmente com as cores que estão em acordo, isto é, em ressonâncias com essas mesmas doenças.

Essas experiências são surpreendentes, se se considerar que seria possível substituir a cor pelo remédio para todos os efeitos da cura!

Não são coisas maravilhosas?

Isto parece até incrível!

É provável que um tratamento curativo pelas cores seja mais lento, porém, assim mesmo, eficiente. Todavia, quem o sabe? Quem pode negá-lo?

Sem dúvida, nenhum médico teria ainda a audácia de tentar tal ensaio. Embora uma tentativa tímida pudesse consistir em ajuntar ao remédio a cor correspondente, para dar-lhe mais força, criando um ambiente mais favorável.

Não haveria que criticar um tal processo, se se recomendasse ao doente levar uma peça de roupa de baixo, da cor correspondente e própria para a cura de sua doença, em sintonização com ela e com o remédio. Ou, bem ainda, no caso em que a doença fosse perfeitamente localizada, mandar aplicar, por cima do ponto afetado, um pedaço de pano da cor em ressonância com a doença e com o remédio. Assim, cor e remédio em acordo com a enfermidade teriam uma dupla eficiência.

Ao descrever o método do Dr. Leprince (capítulo XIX), também chamado "Cromo Diagnóstico", falou-se, também, antecipadamente, das cores, indicando-se o seu emprego sob a forma de "*écrans* de cores" correspondentes aos diversos casos mórbidos.

No método Turenne-Lesourd, descrito acima (capítulo XX), por nós praticado com êxito, em diversas experiências, fomos levados por falta de preparação microbiana a fazer a substituição por cores. Essas cores podem ser determinadas conforme a sua sintonização com as preparações microbianas e pode-se recorrer, em seguida, a elas, para substituir estas últimas.

Se não se conhecer a relação existente entre as cores e as ditas preparações, aquelas podem, em muitos casos, servir para a determinação dos remédios em ressonância com elas, e, por conseguinte, com a doença; e, ainda mais, podem servir de verificação nos casos do emprego de amostras íntimas provenientes dos doentes, a certificar o real valor dos remédios indicados pelo exame dessas amostras.

É preciso assinalar como fato muito significativo também o que apresentam as cifras de séries, quer da cor quer do remédio quer da enfermidade, cifras que, nos casos de ressonância, vêm a ser os mesmos. No caso concreto em que os três elementos — cor, remédio e enfermidade — sintonizem e concorrem entre si para restabelecer um equilíbrio rompido, destruído por uma alteração funcional das células vivas de certos órgãos, as cifras de série de cada um tornam-se iguais.

É certo que os remédios que sintonizam com a enfermidade seriam suficientes para restabelecer o equilíbrio, mas, às vezes, a junção de uma cor não seria supérflua.

Ao emprego das cores que acabamos de descrever, não se limita o benefício que o seu uso em radiestesia pode proporcionar. Sintonizam ainda com todos os corpos e todas as matérias. Numa prospecção pode-se descobrir um corpo qualquer, um metal, por exemplo. A experiência foi renovada várias vezes confirmando a precedente. A dúvida, às vezes, apesar dessas experiências repetidas, subsiste ainda, e o operador hesita em pronunciar-se apesar de algumas operações de recortes que confirmam os resultados anteriormente obtidos.

Como último expediente, para suprimir todas as dúvidas, emprega-se a testemunha exata que dará certamente a solução buscada, e a confirmação de terem sido ou não exatas as operações precedentes.

Em prospecção, contudo, não se pode ter, no bolso, todas as testemunhas correspondentes a todos os corpos e a todos os minérios e metais. Graças, porém, à sintonização das cores, com todos os corpos, em geral, se pode ter em pequeno volume todas as cores em ressonância com os diversos metais e minérios, pedaços de papéis ou de fitas dando as cores do espectro, além do branco e do preto, e ainda outras cores resultando da combinação das cores primitivas entre si, formando novos tons que fornecem todas as cores capazes de sintonização com a maioria dos corpos da natureza e a de composição complexa. Escolhendo na coleção assim constituída a cor que deve corresponder ao metal ou ao minério prospectado, tal cor constituirá a testemunha e poderá substituir a testemunha real proveniente de um corpo idêntico, dando com toda a precisão desejável o mesmo resultado, bastando, no caso estudado, um pequeno fragmento do mesmo metal ou minério, servindo de testemunha.

As cores, como se vê, possuem virtudes e propriedades desconhecidas até agora e que os estudos ininterruptos de pesquisadores incansáveis finalmente descobriram.

No emprego das cores, podem-se juntar duas ou mais para constituir uma cor mista inexistente nas que se possuem, nem dentre as das sete cores do espectro. Assim, uma fita amarela com uma azul poderá dar um verde mais fraco ou mais carregado que a fita verde do espectro, e, juntas, estarem em ressonância com as radiações de um minério dado, ou de um metal, de um remédio, de uma doença.

11.ª PARTE

CAPÍTULO XXII

COMPRIMENTO DA ONDA HUMANA

Vários radiestesistas e dentre eles alguns de alto valor científico, como os que já tivemos ensejo de citar, declaram que a onda humana é de 8 metros.

Comprovam-no com uma testemunha humana colocada sobre um rádium, ou não tendo outro contato senão a régua de medida norteada na direção N—S que dá aos 8 metros, aproximadamente, o comprimento da onda característica da pessoa.

Esse comprimento vai diminuindo conforme o estado de saúde do sujeito. Dessa observação tira-se uma regra perfeita para o diagnóstico dos doentes e a aplicação dos remédios úteis.

Qualquer produto, metal, cor, remédio, alongando o comprimento da onda do doente, lhe é favorável.

Verifica-se o fato, pondo nas mãos do paciente ou depositando sobre a testemunha empregada (substituindo a pessoa se esta não está presente) o produto, metal, cor, remédio para constatar o alongamento da onda.

A dificuldade, porém, é que raros são os radiestesistas que dispõem de 8 metros, ou pouco mais, no meridiano N—S, em seus apartamentos.

Para suprir essa dificuldade emprega-se um "ondômetro" de rádio. É o paciente mesmo que manobra o condensador, de capacidade muito reduzida e desmultiplicada.

Todo alongamento de onda é favorável.

Os autores Turenne e Lesourd declaram-se intimamente convencidos de uma constatação: uma doença de altura 55, por exemplo, será vitoriosamente combatida por um medicamento da mesma altura, mas se for possível com onda de maior comprimento.

Há radiestesistas que medem o comprimento de onda humana pondo a extremidade dos seus dedos em contato com a extremidade de um metro, dando a distância extrema em que o pêndulo manifesta suas reações, pelo comprimento da onda da pessoa.

Para nós, esse comprimento marca o máximo da distância até onde chega a sensibilidade da pessoa. Mas essa medida carece de precisão e pode variar de 5 a 10 centímetros, mais ou menos.

Empreguemos esse processo de medição para conhecer o potencial de um remédio, entre um doente (ou uma amostra íntima dele) e um remédio já aprovado para a cura, ou para conhecer o potencial maior entre alguns remédios dados. Assim, constatamos comprimentos de 1, 2, 3 metros e até mais, confirmando que o potencial curativo do remédio e sua eficácia certa e indiscutível é tanto maior quanto maior a distância.

Quando dois ou mais remédios se apresentam igualmente bons em aparência, essa experiência determinará com exatidão qual dentre eles deve ser considerado mais apropriado para a cura, sem que por isso se eliminem os demais, que também podem ser valiosos. Assim, por exemplo, com o emprego da régua Turenne, a altura de onda da saliva, no caso próprio de um doente, por nós examinado, deu: 13 — 19 — 25. Nesse caso especial o escarro encerra em si 3 casos mórbidos correspondentes aos compreendidos nas três famílias em que se classificam as alturas de ondas: 13, 19 e 25 (ver capítulo XV e XX).

O doente pretende sofrer de um ataque de gripe: tosse com acessos freqüentes, respiração difícil, sibilante, roncosa, expectorações difíceis e insuficientes das mucosidades abundantíssimas da laringe e dos brônquios. Ainda mais, o doente padece de uma diarréia rebelde há mais de ano. Ensaiaram-se os seguintes remédios: Antimonium Tartaricum, Ipecacuanha, Arsenicum Album, Arsenicum Iodatum, Nux Vômica, Causticum Sulphur, Hepar Sulphur e Bryonia. Dentre todos esses remédios, só o Causticum C-30 transformava as primitivas girações negativas das salivas em girações positivas sobre a três casas, isto é, nas três alturas de ondas 13, 19 e 25. Receitou-se pois o Causticum que transformou as girações dessas três alturas em positivas.

Dois dias depois, examinando-se nova saliva, dava só 19 e 25. O Causticum continuava indicado. O 13 desapareceu. No dia seguinte nova saliva foi examinada; obteve-se somente a altura de onda 25, a de 19 por sua vez não mais se manifestou.

Supusemos então que se tratava de asma, ou de bronquite asmática e, talvez, ao mesmo tempo, de certa forma de gripe intestinal causadora da diarréia. Tornamos a ensaiar, um após outro, os remédios já mencionados e constatamos a mudança das girações negativas da saliva em girações positivas fortemente acentuadas com Bryonia, Nux-Vômica e Sulphur, porém mais fracamente com este último. O Causticum, que nos dias precedentes se apresentava enérgico, perdera todo o potencial curativo e era substituído pelos três últimos remédios que acabamos de assinalar.

A saliva dava então:	Alt.	25 e C — 90
Bryonia e Nux-Vômica	"	25 e C — 105
Sulphur	"	25 e C — 90

Dos demais remédios ensaiados, alguns deles se manifestaram bons, porém mais fracos, o seu comprimento de ondas era C-85, inferior à da saliva.

Aí temos a prova de que a igual altura de onda, o remédio cujo comprimento de onda for maior terá maior eficácia, corroborando o que já foi dito acima. Constatamos nesse dia, com o uso dos dois medicamentos mais indicados, uma melhora muito sensível: diminuição da tosse e ao mesmo tempo das expectorações.

No outro dia de manhã, examinou-se nova saliva que deu, como o exame do dia anterior: alt. 25 e C.90. Foram receitados os mesmos remédios: Nux-Vômica C-5 e Bryonia D-3.

Com um dia mais desse tratamento curativo, um novo exame de saliva do doente deu ainda: alt. 25 e C.90, ficando, portanto, indicados sempre os mesmos remédios, com os quais quase desapareceu a tosse, verificando-se, ao mesmo tempo, uma grande diminuição das mucosidades cuja expectoração se tornaria muito mais fácil (Ver Fig. 11).

A diarréia, que nos dias anteriores, progressivamente, se modificara, cessou, dando lugar a evacuações normais.

Expusemos esse caso entre muitos outros para mostrar a facilidade com que se pode fazer uso do método Turenne-Lesourd, ligeiramente modificado na sua aplicação, por não podermos dispor de preparações microbianas.

Apesar dessa falta, demonstramos que o método pode dar excelentes resultados com o emprego de outros medicamentos.

Pela nossa descoberta do Método das Fichas, solveram-se todas essas dificuldades e foi facilitado o estudo e a aplicação das preparações microbianas, sem possuí-las (ver Capítulo XVI, Método das Fichas — Seu Emprego).

Un acquittement en Tchecoslovaquie
Bulletin de l'Association Internationale des Amis
de la Radiesthesie
Paris, Fevrier-Mai 1937.

Je suis heureux de vous signaler que le Prager Tagblati, n.º 226 du 27 Septembre 1936, relate les debats d'un procés qui dure depuis 2 ans et qui vient de se terminer par l'acquittement de M. Philipp PELLER, radiestesiste de Fiedeck (Tchecoslovaquie) qui était poursuivi pour exercice illegal de la medecine, parce qu'il avai a differentes reprises, établi des diagnostiqs á l'aide de son pendule.

> *"Les experientes concluentes faites dans la salle d'audience et le rapport de l'expert M. Le Dr. Ing. Anreas CSEH ont convaicu le tribunal de MARAWSKA (MAHRICH OSTRAU) que l'accusé, qui n'apas prescrit de medicaments, n'est pas coupable. Le fait d'etablir um diagnostique á l'aide du pendule, ne constitue pas le delit d'exercice de la medicine et ne peut être considéré comme une tromperie".*

APRECIAÇÕES QUANTO À EFICIÊNCIA DOS REMÉDIOS EM GERAL

Extraímos da obra do Sr. Henri Lacroix à l'Henri *(Manuel theorique et pratique de Radiesthesie)*, resumindo-a, uma parte consagrada à exposição das idéias e princípios que guiam o Dr. Chavanon, nos seus trabalhos em geral e nos de preparação de remédios que, ele mesmo "impôs-se", para ter a certeza de quais realmente curavam.

"Já, em 1648, Rhumelius dizia: Os efeitos de um medicamento diferem em força do modo como foi preparado, mesmo aplicado a doenças da mesma origem".

"Por que, interroga o Dr. Chavanon, que se gloria de ser um verdadeiro médico", por que, tantos doentes permanecem enfermos, quando têm em si, ou perto de si, os remédios próprios e de que se utilizam para seus casos?

"É porque o remédio, exato de nome, foi mal-preparado."

Nós, ajuntaremos: "e muitas vezes também, muito mal-aplicado pelo próprio doente".

Citamos aqui o exemplo dado, a propósito, para prova: suponhamos que um farmacêutico tenha que realizar diluições de calêndula. Para ter uma boa tintura dessa planta, é preciso que tome em conta diversos fatores: lugar, orientação, química do terreno, radiações do subsolo, altitude, época da colheita, lua, astrologia etc. Em realidade, para escolher a melhor "tintura-mãe", ou a diluição melhor obtida da T. M. escolhida, não há senão um processo rápido? É a radiestesia séria, que possa ajudar a experimentação química dos remédios. Mas, a verificação absoluta e a neutralidade do pensamento em tal momento são indispensáveis e dificilmente realizáveis.

Nisto consiste o escolho da radiestesia.

Essa ciência nova pode analisar domínios da matéria e do espírito, e embora no seu período de balbuciações, isto é, nos seus primeiros passos, as conclusões metafísicas que desde já está habilitada em dar amontoam contra ela uma forte maioria dos adeptos das ciências ditas positivas.

O Dr. Chavanon deseja que se leve em conta, na colheita das plantas, certas radiações astrais. Cita a ação da lua sobre a "pulsatila" notadamente, e dá uma exposição sumária sobre a "vida" do remédio.

"Nunca, diz ele, uma diluição feita com água distilada dará o mesmo resultado que o obtido "água viva"; e a vida da matéria a diluir é ainda mais importante que a do seu solvente.

Para que valer-se de "Aurum metalicum", extraído de uma folha de ouro, isto é, de um produto deteriorado pelo fogo, em lugar de começar pela trituração de uma "pepita" de ouro (ouro nativo amorfo), portanto de um metal "vivo". Para que utilizar "Iodum" de preferência aos colóidos "vivos" das algas "Aestus"?

Quanto à tomada dos remédios, o Dr. Chavanon escreve: "É fato bem conhecido dos radiestesistas que cada cor emite radiações que lhe são próprias, e mesmo bem diferentes segundo as tonalidades diferentes da mesma cor. Nunca se deveria colocar rótulos, nem cápsulas coloridas nos tubos ou frascos de remédios (estes devem ser sempre de vidro branco) e as tampas constituídas só de rolhas de vidro esmerilhado ou de corcho parafinado, sendo os rótulos de papel feitos de pasta de madeira bruta, impressos em preto com uma tinta preparada somente à base de carvão.

Caso contrário, o tubo de grânulos ou tabletes é banhado numa radiação de emissão constante e de saturação progressiva da cor presente, no interior do vidro que contém o remédio.

Aqui, nos permitimos uma observação que já notamos acima a respeito da influência da cor quando esta é representada num papel com duas cores diferentes, uma na frente e outra no verso. Constatamos que é a cor exposta à luz a que emite radiações; a cor oposta, ou é neutralizada, ou, por motivos desconhecidos, suas radiações não afetam o pêndulo. Tiramos portanto a conclusão seguinte: um rótulo impresso sobre papel vermelho na frente, e branco atrás, que é a parte por onde se pega o vidro, as radiações vermelhas não afetarão o conteúdo; quanto ao branco que, em geral, é neutro, nenhuma ação poderá ter.

Uma grande importância se deve dar às provas por demais convincentes, em que o pêndulo demonstra à saciedade o quanto conduz ao caminho da verdade, e nas questões controvertidas a razão e a verdade estão sempre ao seu lado.

As citações para essas provas são tão numerosas que livros inteiros não bastariam para apontá-las todas em seus pormenores. Por outro lado, o presente Manual não pode estender-se nessas questões, e não tem a pretensão de por um pé mais avante no tocante a questões terapêuticas e patológicas por não ser o fim que se propõe o autor; limita-se, portanto, a uma pequena exposição sumária e elementar, suficiente para determinar a eclosão do desejo de satisfazer o estudo e a curiosidade dos amadores e dos estudiosos. A uns e a outros, aconselhamos a leitura das obras especiais dos doutores Lesourd, Leprince, Maleix, dos engenheiros Christophe, Turenne, Voillaume etc. Recomenda-se também a Revista "L'Homeopathie Moderne". (Ver essa revista, n.º 1.º de Março de 1934).

Quanto à aplicação e uso dos remédios concernentes aos métodos: Alopatia, Homeopatia, Fitoterapia, Seroterapia, etc. tudo se reduz em realizar acordos entre remédios e doença, pelos métodos radiestésicos. Exemplo: Vermes intestinais detectados, a forquilha saltará entre o sujeito e testemunha homeopático ou um purgante alopático.

O pêndulo parado, com um remédio qualquer ou vários, se movimentará logo, amplificando seus movimentos — girações positivas — com o remédio exato.

Para o exame direto, empregar-se-á o método seguinte: colocar na mão do doente, sucessivamente, todos os remédios prejulgados favoráveis à cura e, entrementes, não perder de vista os movimentos do pêndulo (ver fig. 11). O remédio exato, quando na mão do doente, restabelecerá o movimento normal do pêndulo, e volvem ao seu estado normal as vibrações do órgão enfermo.

Essa observação abre um vasto campo de experimentações para a cura pelo banho de radiações de um remédio, sem ser necessária a sua ingestão.

Nos estudos e experiências publicados na obra dos Drs. Bureau e Bourru, do Hospital Maritime de Rochefort sur Mer, "Ação dos medicamentos à distância", editada em 1885, esses doutores assinalavam os efeitos quase imediatos (ao cabo de algumas dezenas de segundos) de certos produtos medicamentosos, aproximados a pequena distância do paciente, que resultavam efeitos análogos aos produzidos pela ingestão, porém num tempo incomparavelmente mais curto.

É verdade que essas experiências foram feitas sobre pessoas anormais, nossas conhecidas, pessoas hístero-epiléticas, postas em estado de sonambulismo (Sono hipnótico).

Cadáveres

A cifra de espécie do homem é 19, segundo o Abade Mermet.

O cadáver conserva essa cifra específica, 19, como também a cifra e o sentido de rotação que determinam o sexo e a sua cifra pessoal.

O abade Mermet dá a lista seguinte, conforme a idade das pessoas quanto à cifra pessoal:

Homem	— 65 anos	23
"	— 58 "	24
"	— 36 "	21
Adolescente	— 16 "	15
Mocinha	— 14 "	14

Essas cifras são aproximadas e próprias do Abade Mermet.

Num cadáver reconhece-se e descobre-se, como num corpo vivo, os traços característicos do homem vivo, assim como os seus defeitos (taras).

O Sr. René Lacroix á l'Henri nota as reações que percebe com a forquilha: sobre o cadáver de homem, 5 saltos; sobre o de mulher, 2 somente. Para ele, a cifra da série humana, operando com o pêndulo é de 30, dando girações sobre a mulher e oscilações sobre o homem.

Por exemplo, num crânio masculino, o pêndulo dá girações (XXVI).

Quanto a nós, achamos:
Cabeça de homem vivo, girações positivas;
Cabeça de homem morto, girações negativas;
Corpo de um e outro, oscilações;
Cabeça de mulher viva, girações negativas;
Cabeça de mulher morta, girações negativas;
Crânio de mulher, girações negativas;
Crânio de homem, girações positivas.

Para determinar se se trata de ossada humana ou animal, poderemos utilizar as cifras de série, ou melhor ainda, tomar em mão testemunha (osso humano, de sexo conhecido). Nessa operação é conveniente ter à disposição ossos dos dois sexos.

Quanto a cadáveres, existem os três raios radiestésicos.

As radiações de um cadáver são muito nítidas e podem captar-se sem a ajuda de testemunha.

Nas buscas de cadáveres, o operador deve precaver-se contra certas perturbações físicas e emoções que alguns ressentem. Ainda mais, deve-se notar que, às vezes, pode-se encontrar "remanências" e também "imagens" que iludam o operador.

Aqui é preciso observar as diferenças muito sensíveis que existem entre as cifras dos dois autores acima citados. Do que consta, deve-se concluir que cada operador poderá ter, para si, cifras ainda mais diferentes, com as quais conseguirá contudo os mesmos resultados.

Mas, essa última conclusão não pode aplicar-se a principiantes, senão a radiestesistas já bastante treinados.

12.ª PARTE

CAPÍTULO XXIII

RADIAÇÕES NOCIVAS — CAUSAS DO CÂNCER

De algum tempo para cá, tem-se reparado que, realmente, existem habitações desprovidas de salubridade desejável. Apontam-se certas casas em que os diferentes moradores padecem de incômodos e de certas doenças, das quais muitos morreram.

Uma dessas doenças, mais notável e mais temível, é o "câncer".

É precisamente essa doença que aparece mais freqüentemente. Outras enfermidades cuja causa ou origem não se atribui às radiações — há pouco acoimadas de funestas — podem agravar-se, porém, nas pessoas que vão sofrendo sua influência perniciosa.

Assim, a tuberculose, a anemia etc., podem, sob tais radiações, chegar mais depressa a um desenlace fatal.

As perturbações cardíacas, esplênicas etc., acham ambiente muito propício. Apontam-se certas habitações em que, sucessivamente, vários dos moradores que nelas têm vivido acabaram morrendo de câncer.

A causa provocadora dessa enfermidade, após as buscas e estudos radiestésicos, é atribuída a betas, cavidades, correntes d'água, ou a águas estagnadas subterrâneas, ou também devido à proximidade de certos minérios, tais como os de chumbo ou de mercúrio, cujas emanações são as mais nocivas, quando atingem os quartos de dormir. E se as camas se acham exatamente sobre camadas geológicas heterogêneas, defeitos do subsolo que dão passagem a fortes correntes de água ou em lugar com depósitos de águas estagnadas no subsolo, as radiações se tornam ainda mais prejudiciais.

As radiações nocivas não afetam somente o andar térreo, mas todos os demais andares que lhe são superpostos, seja qual for o seu número.

A nocividade dessas radiações não culminará, cada vez que se apresentar um desses casos, até criar um terreno precanceroso ou mesmo determinar uma lesão dessa natureza, na pessoa cuja cama estiver exatamente sobre o local das radiações funestas, mas pode ocasionar diversos incômodos patológicos que dificilmente os médicos vencem.

Hoje, conhecidas geralmente as causas, recomenda-se aos doentes mudar de habitação ou, pelo menos, mudar a cama do seu lugar habitual, onde, em geral, toda a gente permanece por um tempo que varia de um terço a um quarto das 24 horas diárias, isto é, 6 a 8 horas seguidas.

O abade Mermet diz que, das observações que pôde fazer em numerosos doentes, 20 a 30%, pelo menos, sofrem em virtude dessas radiações perniciosas que os médicos em geral desconhecem (XXVII).

Todas as radiações contudo não são nocivas, como as que provêm de águas potáveis, por exemplo.

Mas, há outras que são carregadas de emanações funestas que podem ocasionar o câncer, o raquitismo, o linfatismo etc. Quando provenientes de águas, o pêndulo permite distingui-las, depois de comparadas com as águas conhecidas, quanto à sua nocividade.

As águas estagnadas são, as mais das vezes, as culpadas.

Para decobrir as correntes de água é preciso recorrer a um radiestesista que fará a verificação — *in loco* — ou então, em caso de impedimento, dar-lhe uma planta da casa (plano horizontal e orientação N. S. do terreno), com os traçados dos alicerces (Fig. 54).

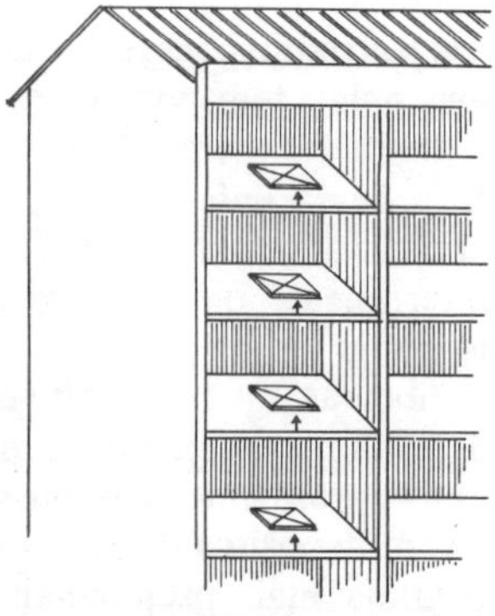

RADIAÇÕES NOCIVAS

FIG. 54

Diz o Abade Mermet que as radiações perniciosas descobrem até nas pessoas moradoras dessas casas, como também nas suas fotografias.

Essa possibilidade poderia servir de prova flagrante da real existência das emanações nocivas.

Descobriram-se aparelhos especiais para neutralizar e também para desviar as emanações perigosas.

O Dr. J. Regnault de Toulon (França) construiu dois neutralizadores, um para prospecção e outro para neutralização das ondas nefastas, provenientes dos raios específicos radiotelúricos, das águas, das betas e de certas jazidas minerais. Este último aparelho pode neutralizar as ondas perniciosas num raio de 270 metros.

Citaremos também o "radio-campímetro" (do Dr. Larvaron, engenheiro agrícola) que reúne a diversas outras aplicações a de servir de neutralizador. Mencionamos igualmente o "Aspironda" do Abade Mermet (instrumento já mencionado no capítulo XV).

A neutralização noturna e diurna dessas radiações perniciosas pode conseguir-se sobre as pessoas pelo emprego de "circuitos oscilantes" do Dr. Georges Lakhowsky.

Às radiações radiotelúricas juntam-se as radiações cósmicas. As pessoas fortes e de boa saúde podem resistir por longo tempo às radiações nocivas, ou quando menos, aparentemente, não parece que se altere sua saúde. Mas, as pessoas fracas, cuja saúde está algo alterada, estão sujeitas à ação de tais radiações. As pessoas nervosas sofrem ainda mais essas influências.

A radiestesia permite descobrir diversas doenças, tais como a tuberculose, o câncer e outras ainda, muitos meses antes que o diagnóstico médico possa reconhecer seus sintomas; isto é, quando estas doenças estão ainda em formação, ou em estado latente.

Assim, o médico pode dispor, de antemão, de uma medicação preventiva, o que é muito mais fácil que procurar curar a enfermidade quando francamente declarada.

A radiestesia tem a possibilidade de poder determinar a causa dos males de que sofrem pessoas, sem que os médicos a reconheçam.

Esses doentes são pessoas que diariamente ficam expostas às radiações nocivas do subsolo. Tais radiações, como dissemos acima, atravessam todos os andares de uma casa. Mas, é nos quartos de dormir em que mais se fazem sentir suas nefastas manifestações e seus mais funestos efeitos, porque é onde a pessoa permanece mais tempo sob as influências perniciosas das emanações, impedindo-lhes desfrutar de um sono tranqüilo e reparador.

Para muitas pessoas de grande sensibilidade, as correntes de águas subterrâneas, as betas secas ou úmidas e as jazidas minerais provocam insônias que impedem o descanso noturno e enfraquecem; e, quando dentre elas, a saúde acha-se alterada, o caso mórbido de que padecem corre o risco de agravar-se.

Somente radiestesistas ou tele-radiestesistas poderão, com os seus aparelhos, descobrir a fonte perigosa, a origem do mal-estar e dos demais incômodos das pessoas expostas às radiações e influências nocivas do subsolo.

VERMINOSE

A verminose tornou-se, em certos países, uma praga à qual não se dá suficiente importância, embora constitua um verdadeiro flagelo; em diversos lugares, ou melhor, em todos os lugares onde a higiene e os habitantes vivem em constante rebeldia.

Nos povoados algo importantes, não haverá dificuldades de cura para os parasitados: doutores e remédios acham-se à mão dos doentes. O mesmo, porém, não se dá quanto aos habitantes do campo e é para estes, sobretudo, que abrimos este capítulo, considerando-o dos mais úteis e necessários para instruir sobre o assunto aos moradores em lugares afastados das cidades.

É particularmente nos países quentes que a verminose faz mais numerosas vítimas, sendo que as povoações são mais ameaçadas pelos diversos parasitas que vivem à custa do corpo humano, empobrecendo-o e definhando-o física e moralmente.

Conjuntamente, existem ainda outros parasitas infinitamente pequenos que determinam, quer no homem quer nos animais, doenças conhecidas sob o nome de enfermidades microbianas.

Estes infinitamente pequenos, bactérias ou bacilos vírus e extra-vírus, que constituem as séries de seres microscópicos, são os micróbios. Estes animálculos se insinuam insidiosamente, do exterior para o interior dos organismos vivos, e desenvolvem-se em colônias numerosíssimas em diversas regiões, elegendo, cada espécie, o sistema ou o órgão para o qual tem maior propensão.

Esses micróbios não entram na categoria dos parasitas que constituem a verminose; são invisíveis a olho nu, salvo poucas exceções; os parasitas da verminose são vistos com facilidade, sem auxílio de microscópio.

Todas as partes do organismo humano têm seus parasitas próprios.

Às vezes, nos mesmos órgãos, como nos intestinos, por exemplo, vivem e se desenvolvem, numa pululação assustadora, uma fauna numerosa de diversas espécies, que cria no organismo assim afetado um estado mórbido, difícil, às vezes, de ser vencido pelos remédios conhecidos, quando tardiamente aplicados. Vimos morrer à margem do sertão diversas crianças de 7 a 9 anos, atacadas por lombrigas, devido aos descuidos e ignorância dos pais.

A fauna intestinal encerra nas suas espécies os tipos mais monstruosos dentre os parasitas humanos. Pelos prejuízo e incômodos que causam à economia e à saúde, devem ser descobertos e combatidos a tempo, para sua completa extinção.

Os mais perigosos desses parasitas são os que difícil e raramente aparecem nas dejeções, as quais só comportam uma infinidade de ovinhos cuja descoberta exige o microscópio. Mas, dentre estes existem poucas espécies.

A radiestesia pode, sem exceção, denunciar a existência e a presença, nos indivíduos, de qualquer uma das espécieis conhecidas e cientificamente estudadas, desde as mais ínfimas dentre os seres vivos, bactérias, vírus, isto é, todos os germes microscópicos que dão lugar às enfermidades microbianas, até as enormes lombrigas e as tênias, de muitos metros de comprimento.

A verminose que afeta o homem e os animais compreende em geral parasitas bem visíveis a olho nu. As anquilostomíases, que constituem a praga mais temível no Brasil, medem um centímetro, e são muito semelhantes aos oxiúros, a cuja família pertencem (Nematóides).

A expulsão dos vermes maiores, quando conhecida a sua presença, geralmente não oferece dificuldades. O perigo que apresentam os parasitas é quando se ignora a sua existência no corpo, ou quando houve descuido no tratamento dos doentes parasitados.

As principais vítimas são as crianças quanto a lombrigas e outros vermes grandes, pois não sabem ou não podem expressar com clareza suficiente as dores que sentem; todavia, se os pais forem atenciosos não deixarão de perceber as causas dessas perturbações em seus filhinhos. Um tratamento rápido põe essas crianças fora de perigo. Os do campo devem levá-los logo à cidade, para a consulta médica.

Em todos os casos, o pêndulo radiestésico será o melhor dos prospectores e informadores. Com a ajuda dos seus prestigiosos serviços o radiestesista experiente descobre logo a presença do inimigo.

Não somente para o homem, mas também para qualquer animal, o pêndulo será o guia luminoso que exporá, à vista do operador, a presença dos parasitas e dará a conhecer sua espécie.

Em todos os casos (fora da verminose propriamente dita) em que se encontra o homem com enfermidades microbianas, o pêndulo elucidará todas as dúvidas que possam surgir.

Inútil será insistir em demonstrar os serviços preciosos que presta esse modesto e pequeno instrumento que é o pêndulo, quer nas mãos de leigos em ciências médicas quer nas mãos de doutores em medicina, mais aptos e habilitados a servir-se dele para curas, em virtude de seus estudos especiais e o profundo conhecimento que têm do corpo humano e das doenças que sóem atacá-lo.

Mas o nosso estudo da aplicação da radiestesia à descoberta e à cura da verminose de que tratamos sob um ponto de vista geral é não somente a de que o homem padece, mas, também, a que ataca quaisquer seres vivos, porque não há nenhum deles que não leve em si seus próprios parasitas, independentes dos que contraem ao acaso.

Os parasitas que afetam os animais domésticos são preciamente os que, conjuntamente, atacam os homens, e devem, por isso, ser mais seriamente combatidos e perseguidos. Não há criação que escape. E, se geralmente, a grande criação não morre, é entretanto gravemente afetada no seu desenvolvimento e no seu estado sanitário. O mesmo se dá com todas as pequenas criações de qualquer espécie.

Os cuidados a tomar são simples, porém é preciso, antes de tudo, saber reconhecer dentre os animais criados, quer nos grandes, quer nos pequenos, até na criação avícola, quando existem vítimas parasitados, e a espécie desses parasitas, a fim de aplicar o remédio mais acertado para a cura.

Reconhece-se a presença dos parasitas e a sua espécie da mesma maneira como se reconhece a doença de qualquer animal. Tudo quanto se tem dito e exposto para descobrir no homem doente o órgão afetado vale para a prospecção médica dos órgãos de um animal em estado mórbido, mesmo quando a causa principal é a verminose.

O modo radiestésico de operar é sempre o mesmo, de acordo com as mesmas regras e métodos.

Não temos, pois, que nos deter expondo-os novamente neste capítulo.

O leitor encontrá-los-á descritos em diversos outros capítulos, como nos que tratam da seleção dos remédios e de sua aplicação conforme as doenças, e sobretudo no capítulo X, "Extensão do emprego do pêndulo e dos métodos radiestésicos ao tratamento das doenças dos animais domésticos".

O capítulo X, a que nos referimos acima, pertence à obrinha intitulada: "A RADIESTESIA NO LAR".

Com a nossa descoberta do emprego das fichas, este pode estender-se também ao caso da verminose; expomos a seguir o modo de aplicar esse novo método que reúne, na sua simplicidade, vantagens práticas e econômicas para os operadores e mais particularmente para os habitantes do campo que carecem dos meios para procurar amostras-testemunhas, e para se proverem dos remédios adequados. Para a verminose podem usar-se diversos medicamentos caseiros, dos que se tem geralmente à mão e que se costuma empregar.

Mas, com o uso do pêndulo, os vermes são identificados e o instrumento indicará dentre os remédios caseiros os mais eficazes quanto à espécie dos vermes que se quer combater. Ainda mais, o pêndulo indicará as doses certas que convirá dar em cada caso, quer em uma, duas, ou mais vezes.

Lembramos aqui que a dosificação dos remédios se obtém pelo acordo mental, depositando, ao mesmo tempo na mão do doente, em pequena quantidade, o remédio para uma dose diária, por exemplo, até que o pêndulo suspenso por cima dê girações positivas indicando o limite da dose.

Isso no caso em que o pêndulo esteja de início oscilando ou girando negativamente ou se conservar parado.

O pensamento do operador deve cingir-se exclusivamente à operação que está praticando, evitando qualquer distração.

A verminose no homem e nos animais

A verminose no homem e nos animais, isto é, nas criações, pode ser descoberta de maneira muito simples por intermédio do pêndulo. Ainda mais, este instrumento dará a conhecer a espécie dos vermes parasitários que infestam o tubo intestinal, quer do homem, quer dos animais examinados.

Essa prática tem uma grande importância para as curas, porque permite selecionar com maior segurança e acerto o remédio especificamente adequado.

Para determinar a espécie dos vermes detectados, o operador valer-se-á de testemunhas, se puder arranjá-las. Mas para os habitantes do interior e os criadores, a procura de tais testemunhas torna-se dificílima, senão impossível; quanto à análise das fezes, dejeções, achamos que a dificuldade seria muito maior e excessivamente onerosa.

Portanto, para a defesa própria do homem e a de suas criações, das graves conseqüências que traz a verminose, em tais condições seria quase impossível, não de se curar — porque há sempre à mão remédios caseiros e outros da botica próxima —, mas de determinar a espécie de vermes que, uma vez conhecidos, facilitariam a escolha adequada do remédio.

O nosso novo método de fichas elimina todas essas dificuldades e permite ainda, ao pêndulo, com suas revelações, prestar serviços excepcionais e indicar as providências que deverão ser tomadas (XXVIII).

Assim mesmo, o criador-operador terá ainda diante de si um obstáculo assaz difícil de vencer: a ignorância dos nomes das variedades e numerosas espécies de vermes parasitas dos intestinos, quer da fauna intestinal humana quer da dos animais domésticos e das criações em geral.

Listas desses parasitas deveriam ser publicadas, indicando os nomes dos que afetam mais particularmente o homem e as diferentes espécies de criações. Assim, cada criador poderia estabelecer fichas para o seu "uso" próprio.

A aplicação do pêndulo radiestésico para a cura da verminose nos animais domésticos e os de criação é a mesma que a descrita para os homens, nos casos das diversas afecções mórbidas que os atacam.

Valer-se-á, pois, sempre, dos mesmos processos.

Recomendamos a esse respeito, muito especialmente, a leitura da nossa obra: "A Radiestesia no Lar" (XXIX).

Exposição do método das fichas aplicado à verminose

Apontam-se fichas, cada uma com o nome de um dos vermes que costumam estabelecer-se no intestino humano e que são os causadores dos graves incômodos de que padece muita gente e, sobretudo, as crianças.

Colocam-se essas fichas numa mesa, formando um pequeno arco de círculo e a 8 ou 19 cm uma da outra; e mais ou menos no centro do arco, manda-se pôr a mão do doente, ou um objeto íntimo ou, ainda, na ausência do paciente, uma ficha com o seu nome. Pronto esse dispositivo, suspende-se o pêndulo entre as fichas e a mão do doente ou dos objetos íntimos ou a ficha com o nome do doente.

Após algumas girações quer positivas quer negativas, o pêndulo oscilará, e suas oscilações dirigir-se-ão de modo nítido e inequívoco, após várias hesitações, para uma das fichas cujo nome indicará o verme que afeta o organismo do doente.

Para verificação dessa primeira experiência, pode-se pôr na mão do doente se estiver presente, uma após outra, as fichas com os nomes dos vermes: as girações positivas do pêndulo suspenso acima dessa mão confirmarão que o parasita é o que está designado na ficha que o doente tem na mão, naquele instante.

Outro meio de verificação consistirá, com a presença ou não do doente, em colocar a ficha do seu nome e a que leva o nome do verme, a 20 ou 30 cm uma da outra e suspender o pêndulo a meia distância. As girações positivas demonstrarão se há sintonização entre as duas fichas e se o verme apontado é o causador dos incômodos do paciente.

Pode dar-se o caso em que o pêndulo, na primeira experiência, indique a presença de mais de um verme de espécie diferente; as duas verificações subseqüentes deverão sempre confirmá-lo.

Confirmada a existência do verme e determinada sua espécie, falta ainda fazer a escolha do remédio mais eficaz para matá-lo ou expeli-lo.

Para esse fim, opera-se exatamente como para a descoberta do parasita, substituindo-se, na primeira experiência, as fichas com o nome dos vermes por outras com os nomes dos diversos remédios conhecidos, próprios para a destruição dos parasitas, ou, melhor ainda, pelos próprios remédios, se acaso houver à mão, sem mudar os demais do primeiro dispositivo, isto é, conservando o objeto íntimo do doente ou a ficha que o representa, no mesmo lugar. Se, porém, o paciente estiver presente, a sua mão substituirá vantajosamente objeto e ficha. O pêndulo suspenso como já foi dito na primeira experiência após algumas girações, oscilará na direção de um dos remédios; e será este o indicado para extinguir os bichos ou expulsá-los.

Proceder-se-á à verificação dessa segunda experiência, da mesma forma indicada acima: remédios, um após outro, na mão do doente, caso esteja presente, ou bem "ficha remédio" a 20 ou 30 cm da ficha do doente. Existindo sintonização, o pêndulo girará positivamente. Girações negativas demonstrariam que na primeira experiência houve algum erro e que é preciso recomeçá-la.

As girações do pêndulo deverão ser sempre positivas a fim de que o operador se certifique de não ter errado.

Quanto à aplicação do remédio, deve-se proceder como está prescrito para seu emprego, isto é, conforme a bula que o acompanha, se o remédio é de botica. Se for planta, remédio vegetal ou caseiro, o pêndulo determinará a dose a tomar.

Para dosificar com acerto, coloca-se na mão do doente pequena quantidade do remédio, folha, casco, raiz ou flores. O pêndulo suspenso acima da mão e do remédio oscilará ou girará negativamente; porém, quando a quantidade for alcançada, logo girará positivamente. A dose ficará assim exatamente determinada e acertada. Se o pêndulo estiver parado no começo da operação, movimentar-se-á tão logo a dose seja atingida, dando então girações positivas.

O operador poderá verificar a exatidão de sua operação colocando o remédio assim dosificado a 20 ou 30 cm da mão do doente ou da sua ficha, ou ainda do verme descoberto, e, suspenso o pêndulo no meio da distância, as girações deverão ser positivas.

Observação: No começo deste estudo, sobre a aplicação do método das fichas para denunciar a verminose e descobrir a espécie de vermes parasitários, indicamos um dificuldade: a constituição das fichas com o nome dos vermes, nome científico, e insinuamos as vantagens que daria a publicação de listas compreendendo os nomes de todos os parasitas, tanto dos que vivem à custa do corpo humano, como os que infestam os animais de criação.

Esse desideratum é difícil de se conseguir, mas a sua falta não constitui um obstáculo; o desconhecimento do nome científico não seria um impedimento para descobrir o verme indicado. Amostras-testemunhas podem ser constituídas mesmo na ocasião de proceder às buscas, valendo-se de fragmentos ou de pequenas parcelas das dejeções frescas do animal doente, mesmo que nelas não haja nenhum vestígio dos vermes de que se trata de descobrir a identidade e a presença, porque nessas buscas o fim principal é, sobretudo, o de descobrir o remédio adequado para matar e expulsar os parasitas.

Os criadores que conhecem mais ou menos de vista os vermes que infestam ou costumam infestar suas criações têm o hábito de designá-los por nomes vulgares, que variam, às vezes, conforme os lugares, mas que assim mesmo são conhecidos entre a gente do campo.

Esses nomes, pois, na falta de testemunhas, são, para os operadores-criadores que os conhecem, tão próprios para a confecção de fichas, como os científicos, e podem, em todos os casos substituí-los.

É dessa vantagem que os criadores podem tirar grande proveito para a escolha do melhor remédio.

* * *

Para a cura das criações, o operador detectará com testemunhas se as tiver, ou com fichas. Suspenso o pêndulo a alguns centímetros do corpo do animal, tendo o operador em uma de suas mãos a amostra-testemunha ou a ficha com o nome do verme (cuja presença se trata de verificar) dirigirá o dedo índice da mão esquerda em antena, para a parte do animal, frente à que prospecta o pêndulo. As girações positivas confirmarão que a ficha que tem na mão traz o nome certo do parasita que se precisa combater, ou que a amostra-testemunha sintoniza com o que afeta o animal doente; as negativas indicarão que não existe acordo entre a ficha ou a amostra-testemunha e o verme que se procura descobrir.

Recomeça-se, então, a experiência com outra amostra ou com outra ficha, até acertos, isto é, até conseguir girações positivas.

As testemunhas para a fauna intestinal podem ser constituídas por dejeções frescas — como o dissemos acima —, mesmo que não contenham verme nenhum. Se essas amostras derem girações negativas, seria a prova de que não existem vermes no caso em apreço. Atribuir-se-ão, então, os incômodos provados a outra causa. Não obstante, o pêndulo poderá sempre indicar o remédio próprio para sua cura.

Se, em lugar de verminose, se trata de doença microbiana, proceder-se-á do mesmo modo, para reconhecer o micróbio causador da doença.

Em todos os casos, à falta de testemunhas, o emprego do método de fichas dará sempre os mesmos resultados, tanto para descobrir a causa da doença, como para indicar os remédios apropriados à cura.

Fauna microbiana

Como ficou dito acima, o pêndulo denunciará também a presença de qualquer espécie de micróbios, no intestino ou em quaisquer outras partes do corpo.

Assim, pode-se reconhecer a presença dos gonococos, estreptococos, estafilococos brancos, citrinos e dourados; a dos pneumococos, enterococos e outros bacilos como os da sífilis, do tifo, da tuberculose, as amebas, os colibacilos; bem como a existência de câncer, de predisposição ou terrenos pré-cancerosos e pré-tuberculosos etc.

Na verdade, esses conhecimentos para muitos tornam-se completamente desnecessários, e só podem ser proveitosos para os que já têm uma preparação especial e conhecimentos de medicina; serão, porém de grande utilidade para todos os doutores, que terão facilidade para constituir uma coleção de amostras-testemunhas de quase todos os micróbios e vírus conhecidos.

Poder-se-á também, e à vontade, valer-se do método das fichas para substituir as amostras-testemunhas que faltarem à coleção.

A seguir, damos uma lista de algumas das doenças humanas em cujo nome entra o do verme ou parasita com a sua cor própria e especificação:

Ancilostomíase	—	Verde amarelo mate claro
Amebíase	—	Amarelo alaranjado cerdusco
Anguilulose	—	Amarelo alaranjado cerdusco
Ascaridose	—	Verde vivo, brilhante
Colibacilose	—	Verde enxofre brilhante
Cenurose	—	Verde vivo brilhante
Cesticercose	—	Verde amarelo claro
Distomatose	—	Verde amarelento escuro
Ecinococose	—	Verde escuro
Filariose	—	Verde muito escuro
Lamblíase	—	Verde amarelento muito claro
Leishmaniose	—	Gris azulado claro
Osiurose	—	Verde mate escuro
Tênias	—	Verde mate um pouco claro
Tricocepalose	—	Verde claro
Tripanosomas	—	Verde escuro, brilhante.

13.ª PARTE

CAPÍTULO XXIV

HIGIENE NA ALIMENTAÇÃO

A alimentação entra como principal fator na conservação da saúde do homem.

Os alimentos não somente o nutrem, mas reforçam todas as funções dos seus órgãos. Protegem-no e até curam-no em muitos casos de doenças.

Repetimos aqui o que diz o Sr. Lacroix, quanto a um artigo muito notável do Dr. J. W. Bas, publicado no "Homeopathie Moderne", de 1.º de Junho de 1933, artigo que deveria ser integralmente citado, e que corresponde, *in totum*, às indicações pendulares reveladas após o Prof. Bosset, indicações de que se utilizam para manter o potencial humano e para lutar contra as deficiências alimentares dos regimes atuais.

"Uma alimentação ridícula, diz o Dr. J. W. Bas, irracional, sem nome, pelos processos de superprodução, de bonificação das terras, e acompanhada, sobretudo, de numerosos venenos que o homem tomou o costume de absorver diariamente".

"Essa alimentação deve ser considerada como a razão profunda da doença".

"Em geral, acredita-se que se luta pela saúde tomando drogas injetando-se, estimulando-se e combatendo uns após outros os sintomas que se apresentam, para vencer a alimentação defeituosa, mal equilibrada e a vida sedentária".

A solução do problema da saúde está ao nosso alcance, por meio de uma alimentação sadia.

"Atualmente, continua o Dr. Bas, as questões alimentares condicionam a regeneração ou a desaparição em curto prazo do nosso país, da nossa civilização, da nossa raça".

O Dr. Bas, convencido pelo seu pêndulo quanto aos resultados dos benefícios e das possibilidades do "naturismo", insiste sobre dois pontos:

1.º) Pão branco. Existe no trigo um óleo que tem em dissolução resinas e diferentes corpos mal-identificados. Esse óleo tem a propriedade singular de agir sobre o desenvolvimento dos testículos e dos ovários. Esse óleo é praticamente insubstituível e desaparece completamente no pão branco.

Na Alemanha, na Itália, na Bélgica, na Suíça (estamos citando governos precavidos), proibiram, pura e simplesmente, o uso do pão branco, obrigando o emprego de farinhas peneiradas entre 70 a 85% farinhas que dão o pão quase completo (XXX).

2.º) Adubos Químicos. A ação produzida sobre o intestino, em particular, pelos legumes e frutas que se desenvolvem por intermédio dos adubos químicos (nitratos, superfospatos) determina nos homens fenômenos de carência absoluta, e o Dr. Bas conclui, como o Sr. René Lacroix, autor do Manual que citamos:

"O pão é um veneno, os legumes não valem nada, as carnes são ruins, tudo quanto absorvemos é adulterado. É, pois, necessário:

"Reformar a alimentação;
Fazer guerra ao pão branco;
Fazer guerra aos adubos químicos; e
Fazer guerra à desonestidade social."

Mas, nesse domínio, como em muitos outros, devemos substituir a inqualificável carência dos que deveriam dirigir-se e tomar individualmente as medidas úteis que permitiriam, a tempo, o despertar da opinião.

Para os que têm fé na radiestesia, é possível preservar-se a si mesmos desses "envenenamentos lentos" e que são a origem de muitas doenças.

A mão do interessado, ou melhor, o seu dedo antena dirigido ao seu plexo solar, enquanto o pêndulo interposto entre eles e os alimentos, informará se o pão ou tal preparação culinária serve ou não para seu organismo.

Outro processo muito prático e que já recomendamos é o de se colocar a mão esquerda a uns 10 centímetros de qualquer prato de comida, ou de qualquer produto destinado à alimentação, e em suspender o pêndulo no meio do intervalo que separa o prato da extremidade dos dedos ou da mão.

Para uma polaridade como a nossa, com qualquer pêndulo, quer neutro, negativo ou positivo, as girações serão positivas para com todos os alimentos que se acharão em ressonância com o nosso próprio organismo e negativas em caso contrário.

Todos os alimentos bons darão girações positivas, e os ruins e perigosos para a saúde serão assinalados por girações negativas.

Aproveitamos a recomendação acima para dar a conhecer ao leitor que o processo supra, para verificar se tal ou qual alimento convém ao seu organismo, serve também para reconhecer se tal matéria, tal remédio ou tal planta, pode ser veneno ou não, ou apenas nociva para sua saúde, no caso de se precisar ingeri-la.

As oscilações longitudinais do pêndulo, isto é, no sentido dos dedos, indicarão alimentos que o organismo pode ingerir e suportar; as transversais, os que se devem refugar; igualmente e da mesma forma que os que dão girações negativas.

Envenenamentos lentos

Observando esses conselhos, os leitores estarão em guarda contra muitas doenças que, às vezes, começam com pequenos incômodos, com alternativas de melhoras quando atacam pessoas de temperamento forte e resistente mas que vão reaparecendo, sem causas visíveis. Esses sintomas, que às vezes não parecem ter gravidade, são os que, geralmante, indicam um "envenenamento lento".

Se o doente tiver fé na radiestesia, o pêndulo será suficiente para lhe abrir o caminho da cura. Permitir-lhe-á excluir, dentre os alimentos do seu regime diário, os que são a causa direta e determinante dos seus incômodos.

Deve-se sempre procurar a causa do "envenenamento lento" na alimentação ou na ingestão seguida e diária de bebidas em cuja fabricação entram certas essências, ou matérias cujos efeitos não são bem conhecidos e que podem ser nocivos.

Hoje, é um fato reconhecido que o uso habitual de certas bebidas alcoólicas, além de alterar a saúde sob o ponto de vista físico, agem também sobre as funções cerebrais, causando deficiências notáveis na inteligência, que aos poucos vai se atrofiando.

A multiplicação e a preparação pré-tuberculose e raquítica nos organismos de amanhã

Temos ainda a assinalar certas indisposições e incômodos de que padecem numerosas pessoas, incômodos que não são outra coisa senão os efeitos de um envenenamento lento. A origem desses incômodos pode ser discutida, mas uma das causas para muitos dos que sofrem reside na má qualidade do pão. Não há negar que este alimento principal do homem não possui mais as qualidades nutritivas de outros tempos. A sua fabricação, para obedecer a certas leis sociais, é feita precipitadamente. Tirou-se-lhe todo o valor alimentício. O emprego de farinhas depauperadas, após a eliminação das suas matérias nutritivas, fica só o amido. Obrigam, para a sua panificação, o emprego de fermento químico e, para aumentar a falsificação, fazem-se entrar farinhas de qualidades muito inferior, sobre as quais agem também outros produtos químicos, como o persulfato de amoníaco para o seu branqueamento. E, junto com os fermentos químicos que substituem o legítimo e natural fermento, dão, em lugar de pão, um novo produto químico de péssima qualidade, cuja nocividade o tempo provará.

A verdade é que, em certos países, esses fermentos químicos foram proibidos como também os sais químicos próprios para branquear as farinhas de qualidade inferior, e até do pão com elas fabricado.

Mas, o certo também é que, em muitos países, os doutores em medicina vão proibindo, sempre mais, o uso do pão ao qual atribuem a causa de numerosos incômodos e doenças, por ser incompatível com diversas moléstias, devido às propriedades nocivas que agora lhe reconhecem.

Também o que é notório, em países como a França, onde se comia e ainda come muito pão, o seu consumo diminui progressivamente, por não possuir mais as qualidades de outrora.

Temos, pois, de reconhecer com o Dr. J. W. Bas, que tudo é hoje falsificado e que se vai lenta e seguramente envenenando os povos, sob a proteção de leis especiais, feitas para garantir e legalizar a fraude, dando impunidade aos falsificadores e envenenadores.

As autoridades competentes e responsáveis, cujo dever primordial é o de cuidar da higiene e da saúde das povoações, desobrigam-se do dever que lhes incumbe, favorecendo as fraudes em certas fabricações, tal como a do pão, tudo em detrimento da saúde pública.

* * *

Desde a mais remota antiguidade, o trigo foi sempre a base principal da alimentação do homem. Já naquelas épocas remotíssimas, o homem o distinguiu, dentre os demais cereais, como sendo o melhor e o mais nutritivo.

Não o foi, decerto, por meio de análises; mas, sim, por experiências que um longo e antigo uso confirmou. Só muito mais tarde a análise revelou que um dos elementos constitutivos do grão do trigo, era uma matéria que lhe conferia essa qualidade especiail, que não possuíam os demais cereais.

Essa matéria era o "glúten" (matéria azotada), que lhe dava o seu maior poder alimentício, além dos diferentes sais minerais, dentre os quais os mais importantes são os fosfatos de cálcio e de magnésiia.

Ainda, outros elementos que a análise descobriu posteriormente entram na sua composição e lhe dão o primeiro lugar na alimentação do gênero humano.

O pão de trigo é um alimento completo. A ração diária para um trabalhador regula 800 gramas aproximadamente.

Com o progresso, a moagem do grão de trigo e o aperfeiçoamento de peneiração de sua farinha conduziu o homem a eliminar, em prejuízo da qualidade, partes da maior importância na farinha obtida na moagem, e issoa penas com o fito de conseguir um pão sempre mais branco, cuja vista o tornava mais apetitoso e mais bonito.

Pão de luxo, pão quase inteiramente fabricado com o amido do trigo, com exclusão de todos os elementos nutritivos contidos no grão.

E, pior ainda, para a saúde do consumidor, para obviar a dificuldade que apresentava essa massa pastosa, de amido, a fermentação, e para torná-la mais rápida, e portanto, ganhar tempo, foi preciso empregar fermentos químicos em substituição da levedura natural. Assim, com a farinha de trigo peneirada a 50 ou 55%, isto é, após a retirada de tudo quanto possuía de mais nutritivo para a alimentação, e também dos elementos que favoreciam a fermentação natural da massa, obtinha-se um pão muito branco, um pão de luxo.

Aí está o resultado que era, aliás, muito fácil de prever: pão fabricado com farinha quase pura de amido, à qual agregavam para apressar sua fermentação, fermentos químicos cuja nocividade muito lenta, portanto difícil de provar, faz desse pão um produto de valor alimentício bastante inferior.

Como, pois, a saúde das povoações não se ressentiria desse processo moderno da panificação?

Como não se notariam as descalcificações, as cáries dentárias e outros incômodos e moléstias, dentre as quais o nervosismo, a neurastenia, a senilidade precoce, a tuberculose e o raquitismo. Séquito de morbidezes que se deve atribuir à falta, no pão, dos elementos mais nutritivos do trigo e, muito particularmente, do fosfato de cálcio.

Não há negar, isso não é novidade. A questão já foi minuciosa, judiciosa e cientificamente estudada. E que fazem os poderes públicos contra certos interesses particulares?

De um lado, o consumidor de pão reclama o pão branco por ignorância; por outro lado, pela mesma razão, difícil seria fazer-lhe aceitar hoje o pão de rolão.

Este pão possui todos os elementos nutritivos do grão de trigo (salvo o que tem a mesma cor, mas é feito com farinha de 2.ª ou 3.ª classe e com uma mistura de farelinho muito fraco, e que, às vezes, senão sempre, é vendido como pão de centeio, ou, também como pão completo, que não tem nada do pão de rolão. A falsificação viceja em todos os ramos e em todas as partes) (XXXI).

O pão de rolão fabricado com a farinha pura de trigo, peneirada a 80 ou 85%, sendo a massa fermentada com a antiga levedura, feita da mesma farinha, é o pão que se deveria recomendar a todos, sejam trabalhadores, sãos ou doentes, mesmo sofrendo das vias digestivas, aos tuberculosos, aos raquíticos e a todos os que sofrem de descalcificação.

Esse pão de rolão é um alimento realmente completo, de gosto perfeito e agradável, estimulador e tônico, contendo os fosfatos de cálcio e de magnésio indispensáveis ao organismo humano, e, maxime, o glúten, matéria azotada que lhe dá todo o valor alimentício (matéria que não existe nos demais cereais) e que dá ao pão de trigo o seu real valor nutritivo; valor e qualidade que não se poderiam conseguir com farinha de qualquer outro cereal.

Qualquer mistura que sofra a farinha de trigo é uma falsificação sempre nociva.

O Dr. Delbet diz: "O pão — pão de trigo — é o alimento mais rico em magnésio". "A falta de magnésio no pão prepara, além do raquitismo, um terreno canceroso".

É, pois, a peneiração da farinha de trigo a 50 ou 55%, para conseguir o pão branco, que elimina todos os mais substanciosos elementos do grão de trigo, carregados de fosfatos de cálcio e de magnésio e outros sais minerais de menor importância, porém muito necessários, e também esse óleo especial de que fala o Dr. J. W. Bas que é insubstituível e que não mais existe no pão branco, pão de luxo, pão de bela aparência, mas pão incompleto, pão sem valor nutritivo, pão de amido, pão que prepara futuros organismos para o raquitiquismo e a tuberculose.

14.ª PARTE

CAPÍTULO XXV

TELERRADIESTESIA

A telerradiestesia é a arte que permite aos radiestesistas, aplicando sua ciência, perceber e captar as radiações dos corpos e das matérias a distâncias pequenas ou grandes, utilizando mapas, croquis, fotos etc.

Dentre os radiestesistas, mesmo de maior nomeada, há alguns que não compartilham da possibilidade de se poderem captar radiações a milhares de quilômetros de distância, servindo-se apenas de mapas, de plantas, ou de fotos do solo, tomadas de avião, enfim dos lugares onde se pretende fazer a prospecção.

A foto do solo, que é uma transmissão vibratória da luz, vinda dos corpos ou do solo fotografado diretamente no filme ou à chapa sensibilizada, captara e condensara realmente as vibrações emitidas pelos corpos.

Para as vibrações ou radiações que expelem os corpos, não há obstáculos nem distâncias. O tempo e o espaço não existem e sua força de penetração lhes permite abrir passagem através de todos os corpos, precisamente como o corpo humano, que está mergulhado em verdadeiro banho de radiações múltiplas, que o penetram e atravessam, sem que disso nos apercebamos.

O filme ou a chapa, como dissemos, recolhe todas as radiações e pode restituí-las com toda exatidão, no momento em que o radiestesista regula e acorda o seu sistema receptor (sistema nervoso) com o comprimento das ondas que o filme emite.

Quanto ao estudo com mapas e plantas, não há explicação formal e científica que possa satisfazer, embora a sua exatidão seja inegável.

Mas, perguntamos-nos: quais são os raios que entram em jogo na captação de radiações emitidas a milhares de quilômetros?

O raio "fundamental" pode permitir apanhar as séries dos corpos detectados, ou o emprego de testemunhas; ainda mais, o raio "capital" freqüência meia do radiestesista, e sobretudo a sua orientação "mental", serão os meios que terão o maior papel.

O raio "solar" pode também intervir, mas sob a condição de fazer-se a operação, mais ou menos ao meio-dia solar, no lugar correspondente à foto, a fim de que o operador fique o mais perto possível da vertical das radiações.

Constatou-se que a persistência das ondas sobre as fotos é quase de duração indefinida, e mantêm-se sobre os clichês, mesmo reproduzidos aos milhares pela heliogravura, ou pela telefotografia, com fio ou sem fio.

A prospecção sobre plantas e mapas será sempre uma realidade, sendo tanto mais exata, quanto mais perfeitos e bem-orientados forem os mapas.

O Abade Mermet, que foi um dos grandes animadores senão o radiestesista de maior nomeada, considera a telerradiestesia como a operação mais misteriosa e afirmou:

"Para quem compreendeu o método do raio capital, para as buscas no campo, o trabalho à distância — de que é inventor — não é mais que sua extensão progressiva, tendo por base os mesmos princípios e os mesmos meios."

Com efeito, o Abade Mermet ensina, no seu método, que no campo o radiestesista não tem de se mover nem mudar de lugar. Girando sobre si mesmo vai explorando o círculo em cujo centro ele se acha, primeiro em raio pequeno de 50 a 100 metros, e, em seguida, a distâncias maiores e progressivas, 200, 500, 1000 metros, e assim sempre acrescidas não tarda a alcançar o círculo que limita seu horizonte, horizonte visível, qual seja a distância normal de uma planície, ou perto, devido a uma colina, um espigão mais alto que lhe veda a vista, ou muito distante, se de um ponto elevado pode abarcar um horizonte extenso.

Para toda a superfície visível, o método do raio "capital" utiliza-se como foi explicado.

Mas, o que se passa quanto às regiões que se acham além deste horizonte? Poderá o pêndulo dar-nos informações sobre corpos soterrados, e que portanto não se vêm?

De tal questão, o Abade Mermet diz simplesmente: "Somente os fatos têm direito a responder-nos".

E, pelas experiências realizadas com êxito, estabeleceu a seguinte lei: "O pêndulo informa sobre o que se acha na superfície e em profundidade no terreno, abaixo do solo, portanto, sob condições que se submeta à vista do radiestesista, uma representação (foto, planta, mapa ou desenho) do terreno que ele não enxerga". E, para confundir até a imaginação, o Abade Mermet lavrou outra lei: "Na ação que produzem sobre o vedor e o seu pêndulo, os corpos distantes e invisíveis, mas, representados por fotos, mapas, plantas ou desenhos, a sua distância não entra em linha de conta, quer estejam a um quilômetro, a 10, a 100, 1000 ou a 10.000, pois agem sempre da mesma forma".

"Nenhuma distância do globo terrestre constitui um obstáculo até agora nem deu margem a qualquer atraso ou enfraquecimento. Para além, ainda, não se sabe!. . ."

Refletindo que a difusão da luz, com a velocidade de 300.000 quilômetros por segundo, e que os raios radiestésicos, muito parecidos com os raios invisíveis (infravermelhos e ultravioletas) que não conhecem nenhum obstáculo, o leitor ficará menos escandalizado.

Quanto ao que precede, todos os processos que se empregam nas prospecções feitas diretamente nos campos são os mesmos de que se vale a radiestesia.

As distâncias, porém, são medidas com uma aproximação bastante grande.

Confirmaremos com as nossas próprias experiência algumas das asserções do Abade Mermet, que erigiu em lei comprovadas por numerosas operações, que praticou a longas distâncias, sempre com êxito que a distância, por maior que seja, é indiferente, e que dos antípodas sentem-se muito bem as radiações. Medem-se as distâncias como acima ficou dito.

Pode-se verificar qualquer modificação feita, após o traçado do mapa, da planta ou da foto.

Se se tratar de um corpo em movimento: auto, navio, trem, avião, pode-se acompanhar sua marcha sobre o mapa e seguir o seu itinerário.

Suspendendo o pêndulo na mão direita, tendo na mão esquerda um lápis ou haste qualquer formando antena, com a qual se vai roçando levemente no mapa o caminho, a estrada de ferro, no mar, a rota provável de navio, acompanhando o itinerário seguido. O instrumento marca os pontos onde se acha o auto, o trem, e o navio; quanto ao avião, este pode ser seguido pelo dedo antena acima da região roçada.

O pêndulo, cuidando da passagem de um auto num caminho ou numa ponte, fica imóvel se nada passa; mas, entra em movimento logo que passa o veículo, dando as cifras de séries do ferro.

Estudo de um campo radiestésico à distância

Pode-se obter a cifra de série característica dos corpos?

Existe o mesmo sentido de rotação?

Encontra-se o raio fundamental?

Acha-se a mesma forma nas espirais?

Existe o raio solar? (mas não à mesma hora)

Existe o raio capital? (Atinge o vedor não pelo pé direito, mas pelo dedo levantado em antena) (XXXII).

Será possível avaliar a massa?

Produz a mesma amplidão e a mesma velocidade de oscilações um peso igual de mesmo metal, por exemplo, 5 gramas de ouro, quer seja a 1 metro ou a 1.000 quilômetros?

Desenha o pêndulo a forma de um objeto longínquo, do mesmo modo como a de objeto próximo?

Será possível calcular a profundidade de um curso d'água subterrâneo?

Será possível calcular a produção líquida?

Poder-se-á determinar o sentido da corrente de água, a sua pressão, a sua temperatura?

Regrado por corpos vizinhos, o mesmo pêndulo se-lo-á para corpos afastados?

Aparecem as imagens radiestésicas?

Produzem-se as imagens da cruz do ouro?

Será a mesma a variabilidade do ouro de longe como de perto?

Serão elas simultâneas como as do mesmo corpo servindo de testemunha?

A todas estas questões, a resposta é afirmativa.

O mapa ou a planta apenas servem para atrair, a fixar a atenção do vedor sobre o lugar indicado para o seu estudo. Se o vedor conhece o lugar, pode dispensar mapa e planta.

É sempre o radio Capital que intervém. Esse raio é enviado pelo objeto, e tal como uma estrela envia seus raios em todas as direções sem que nenhum obstáculo a intercepte, o vedor também os recebe.

Mas pode-se perguntar: "Se o vedor recebe simultaneamente um raio de todas as direções de cada um dos corpos, como poderá isolar este do corpo que busca?

É a atenção que cria nele a seleção, uma espécie de adaptação a tal gênero de ondas e uma desadaptação a todas as outras. Para fazer compreender melhor a possibilidade de adaptação, o Abade Mermet apresenta a comparação seguinte: "Num salão, quando todo mundo presente fala, é possível seguir a conversação de uma voz que nos interessa com exceção de todas as demais".

CAPÍTULO XXVI

TRABALHO À DISTÂNCIA

O treino para estudantes não oferece dificuldades. O Abade Mermet indica o processo a seguir, recomendando sua prática inicial com fotos, reproduzidas em fotogravuras (não desenhos, nem reprodução de quadros), representando aviões, autos, navios de construção metálica, estátuas de bronze, fotos de terrenos de onde se extrai ouro, diamantes ou qualquer outro metal ou minério, campos petrolíferos, objetos de ouro, de prata, cobre, jóias usadas por homens e mulheres vivos, ossada, fotos de pessoas vivas etc., objetos que oferecem campo de estudo e de exercitamento.

Com a ponta de um lápis servindo de antena, apontando até tocar fracamente a foto ou a sua reprodução, observam-se os movimentos do pêndulo suspenso pela mão direita, a pouca distância do ponto assinalado pela ponta do lápis (10, 15 ou 20 centímetros); logo o operador terá a surpresa de ver o pêndulo mover-se, oscilar ou girar, dando as séries correspondentes aos metais, ouro, prata, cobre, ferro, água, petróleo, homem, mulher etc. Recomenda-se anotar essas cifras de séries para verificar se, em outras experiências, se reproduzem.

Quanto ao trabalho sobre mapa, muito reduzidos não oferecem maior dificuldade, senão a determinação exata de um ponto cuja fixação só pode ser aproximada; contudo existem processos para reduzir ao mínimo essa aproximação.

O mapa na escala de 1 : 10.000 seria o mais apropriado, embora os mapas (como os do estado-maior francês), quer os de 1 : 50.000 quer os de 1 : 80.000, permitem conseguir excelentes resultados.

Começa-se reconhecendo o que indica o mapa: rios, ribeirões, córregos, açudes, tanques em que se aplica a ponta do lápis antena. O pêndulo, mantido na mão direita, dará as séries da água, e o sentido das oscilações será o sentido da corrente. Nos lugares conhecidos como carboníferos, o pêndulo dará a série desse produto, ou mesmo do petróleo.

Uma fonte, um poço não marcado, podem descobrir-se; construções de ferro feitas posteriormente são assim facilmente discriminadas.

Após esses exercícios que devem ser muitas vezes repetidos, é que se pode procurar descobrir o que é desconhecido, o que é invisível e que está oculto nas profundezas do solo.

Passando então lentamente o dedo antena, ou lápis ou qualquer outro objeto de ponta, na superfície do mapa, "sem nenhuma preocupação do espírito, fora o da busca a que se procede, sem esperar qualquer resultado determinado de preferência a outro, e com a convicção" (Abade Mermet) de que entre o pêndulo e si mesmo é somente o instrumento que possui a razão e a verdade. "De repente, o instrumento se move. Reparar-se-á com muita atenção os movimentos, contar-se-ão as oscilações e girações com o maior cuidado: 4, indica ferro; 7, água (fonte ou corrente subterrânea); 18, enxofre; 14, gás de petróleo; 5, alumínio ou seu óxido; 22, petróleo bruto líquido; 11, ouro ou magnésio (é com o raio fundamental que se estabelecerá a diferença dos dois metais).

Desejando achar uma coisa certa, real, deve-se deixar mover o instrumento, obedecendo às forças radiestésicas objetivas, e não tentar ou pretender dirigi-lo pelo esforço mental, o que redundaria em sugestão.

Uma observação importante que faz o Abade Mermet é a de: "Não confundir a Atenção, a Seleção, a Adaptação, a Regulação... que são operações de qualquer aparelho receptor (cérebro do Vedor) com Interrogações, Injunções, Sugestões que são gestos ou iniciativas de aparelho emissor.

Não basta ver o pêndulo oscilar em cima de um mapa: todo o problema consiste em interpretar a causa verdadeira dos seus movimentos, eliminando as possibilidades e as causas de erros.

Método de leitura da planta

Nas buscas de corpos de pequeno volume, utiliza-se para melhor perceber as influências uma haste pontiaguda.

Diversos pêndulos são providos de pontas e têm a forma adequada para essas buscas. Por exemplo, o pêndulo de Treyve tem a ponta adequada para essas buscas. Por exemplo, o de Treyve tem a ponta reforçada por um rubi que, segundo parece, aumenta a sua sensibilidade. Esses pêndulos são mais leves, em geral, que os usados no terreno. Segundo o Sr. Lacroix a ponta pode ser muito útil, porém não é indispensável, e os pêndulos esféricos, como os de sua série colorida, diz ele, convêm muito bem.

O seu peso é de 12 gramas. Foram incontestáveis os resultados que obteve o Abade Mermet com o seu pêndulo esférico, porque o Abade foi o "ás" dessa prospecção à distância, e também foi ele quem dela teve a idéia e que a pôs em prática.

Método segundo o sr. René Lacroix

1.º Método. Coloca-se a planta numa mesa "neutra" orientada no meridiano magnético. Deve-se evitar a proximidade de objetos radiantes e procurar a iluminação da planta por uma luz vertical, ou então trabalhar nas horas mais claras do dia, nas proximidades do meio-dia.

O pêndulo será então suspenso acima da planta representando o terreno, e movido lentamente em sua superfície. Cada uma das manifestações que der deverá ser estudada, revista e interpretada. Se o pêndulo parte de um estado de oscilação, serão suas paradas e suas girações que deverão chamar a atenção. Se é que se busca uma coisa bem determinada valer-se-á de uma testemunha na mão esquerda, ou de um pêndulo específico feito do corpo buscado, ou de um pêndulo oco, contendo uma pequena fração do mesmo, ou ainda de um pêndulo colorido, da cor correspondente às radiações do corpo buscado. A testemunha pode igualmente ser substituída por um pedaço de fita ou de papel, da cor correspondente ao mesmo número de série do corpo buscado.

2.º Método. Para a planta colocada como acima ficou dito, emprega-se um pêndulo "neutro" ou, se se busca um corpo determinado, usar-se-á o pêndulo específico ou o colorido. Serão utilizadas testemunhas se for necessário.

A busca se faz com o indicador da mão esquerda em antena, ou então com a mão armada de uma haste com ponta, que se vai mexendo na superfície da planta, tocando-a de leve. Quando o dedo ou a ponta estiver na projeção vibratória ou quando perceber as radiações do corpo buscado, o pêndulo acusará as suas ondas, isto é, as suas cifras de série.

Com a ponta antena, o lugar detetado será determinado com maior precisão. A planta também pode ser desenhada com gesso num assoalho, e a ponta substituída por um bastão pontudo.

Há ainda outros métodos, mas derivam todos dos citados acima, apenas modificados pelo sistema da ponta metálica, que substitui o dedo ou o lápis-antena.

Um outro processo oriundo das teorias de Henri Mager consiste no emprego de dois discos de papel verde de 3 centímetros de diâmetro cada um. Um deles é colocado na mesa, fora da planta, quanto ao segundo, que serve para as buscas, deve ser movido lentamente, de modo a ser colocado, sucessivamente, em toda a superfície a examinar.

Esse exame se faz quer com o pêndulo, quer com a forquilha, sobre o disco fixo que recebe do disco "movente-buscador" a impregnação por indução ou similitude.

Mas, para que isso seja possível, é indispensável que os dois discos estejam em posição "ativada", isto é, que só um de seus lados permita o trabalho. É também indispensável que as faces dos discos sejam identicamente sensíveis.

Após a primeira indicação percebida, sabe-se que a coisa, corpo ou matéria buscada, acha-se debaixo do disco-buscador, e que no terreno corresponde a uma superfície bastante grande — conforme a escala da planta ou do mapa. Então, é necessário valer-se de um dos métodos supra, utilizando uma ponta.

Para facilitar o trabalho e torná-lo mais rápido, o operador deverá prover-se de diversas pequenas hastes, terminadas com pontas do mesmo metal, que se deseja prospetar, em quanto for possível.

Pode-se, em todos os casos, valer-se de testemunhas e as hastes que acabamos de indicar podem funcionar como testemunhas e substituí-las. Nos exames feitos em mapas, como os do Estado-Maior, são necessárias hastes de pontas muito finas.

Erros e suas causas

Uma das causas principais que fazem incidir em erros é a autosugestão, porque é sempre a freqüência média do operador que funciona. É necessário ter um excelente equilíbrio celular, e trabalhar sem tensão nervosa ou depressão física ou moral.

Repetimos que as prospecções à distância, ou trabalhos sobre plantas ou mapas se executam com os mesmos meios e processos empregados nas demais buscas, a se fazer diretamente no terreno.

Nota-se que o operador será sujeito quanto ao erros e às suas causas, aos mesmos que já assinalamos em capítulos anteriores.

CAPÍTULO XXVII

TELEDIAGNÓSTICO

Sempre com os mesmos princípios, o Abade Mermet se aventurou, com um êxito incontestável e assombroso, a fazer o diagnóstico de pessoas doentes com o exame de fotos, de escrita, de assinatura ou de objetos íntimos das pessoas doentes.

A exatidão dos dados por ele fornecidos era prodigiosamente maravilhosa. O seu pêndulo, como diz muitas vezes, nunca mentia.

A confiança e a fé que tinha nele contribuíam para criar no seu espírito um ambiente tal que a interpretação dos movimentos dos seus instrumentos nunca falhou.

Atualmente, o telediagnóstico é bastante praticado por muitos doutores em medicina, e também por numerosos curiosos, mas, sobretudo, para exame de objetos íntimos do doente (peça de roupa, cabelos, sangue, urina, saliva etc.).

Mas o exame da foto permite a auscultação do doente como se ele estivesse presente, pesquisando-se os órgãos cujas células estão em desequilíbrio e que constituem o estado patológico do doente, ficando determinada a enfermidade de que está padecendo.

Fora do exame da foto, o exame das outras coisas, objetos ou excreções, indicarão a morbideza da pessoa, porém não o órgão doente. Não obstante, procurando remédios capazes de sintonizar com as radiações dos objetos e demais matérias íntimas já examinadas, o operador poderá, *a priori*, reconhecer a moléstia de que padece o paciente (ver os capítulos XIX e XX, 10.ª parte).

Em resumo, o processo usado no telediagnóstico é baseado na mesma teoria que a telerradiestesia, parte dos mesmos princípios e vale-se, na prática, dos mesmos meios, entrando em jogo, com preponderância, a orientação mental. Orientação que serve de guia ao operador que, além de um treinamento consumado, deve possuir conhecimentos especiais de anatomia e de patologia.

Numa palavra, o emprego, exercício e prática do telediagnóstico, na cura das doenças, deveria ficar como sendo privilégio dos doutores em medicina. São para isso preparados e podem com verdadeiro proveito, para os doentes, adicionar essa nova arte para maior êxito, no exercício de sua nobre profissão.

* * *

Aproveitamos neste fim de capítulo, quanto ao que já foi dito anteriormente, no tocante ao exercício ilegal da medicina, para mencionar a sentença final de um processo intentado contra um radiestesista, cujo crime era o de ter executado e fornecido diversos diagnósticos.

Un acquitement en Tchecoslovaquie.
Bulletin de l'Association des Amis de la Radiesthesie.
(Février — Mai — 1937)

Je suis heureux de vous signaler que le Prager Tagblatt n.º 226 du 27 Septembre 1936, relate les debats d'un procés qui dure depuis 2 ans et qui vient de se terminer par l'acquittement de M. Philipp PELLER, radiestesiste de Fiedeck (Tchecoslovaquie) qui était poursuivi pour exercice illegal de la medecine, parce q'il avait á differentes reprises, establi des diagnostics á l'aide de son pendule.

"Les experiencies concluentes faites dans la salle d'audience et le rapport de l'expert, M. de Dr. Ing. Andreas Cseh ont convaincu le Tribunal de Marawska Ostrava (Mahrich Ostrau) que l'accusé, qui n'a pas prescrit de medicaments, n'est pas coupable.

Le fait d'établir un diagnostic á l'aide du pendule, ne constitue pas le delit d'exercice de la medicine et ne peut être consideré comme une tromperie."

15.ª PARTE

CAPÍTULO XXVIII

SEXO DE UMA CRIANÇA QUE ESTÁ PARA NASCER — IMPORTÂNCIA DO CONHECIMENTO DA POLARIDADE HUMANA — OS SEXOS ANTE OS DETECTORES RADIESTÉSICOS

As buscas nos animais domésticos de pequeno porte, cujos indícios de sexo, em algumas espécies, indícios que só se manifestam muito tempo após terem nascido, são os que, de princípio, se tornam mais interessantes.

A respeito dos pombos, escreve o Sr. R. Lacroix, não se pode afirmar com certeza qual o seu sexo antes de 3 a 4 meses, para os pombos-correio, e de 6 a 8 meses para os demais. E, ainda, coisa curiosa, vêem-se pares de machos e, mesmo, pares de fêmeas. A homossexualidade nessa espécie atinge, segundo esse autor, até 15%.

Isso obriga muitos criadores a conservar 4 ou 5 pombinhos durante meses para poder escolher e constituir um casal normal.

Como se vê, a prospecção segura do sexo é de grande utilidade nesta criação.

Por outro lado, se em geral é possível a prospecção dos ovos, permitindo selecionar o seu sexo antes de chocá-los, e suprimir os não fecundados, a fim de conseguir um número maior de franguinhas, contra menor porcentagem de frangos, ganhar-se-á tempo e dinheiro na criação.

E mais, podendo-se estudar no ovo ou no pintinho as características do vigor, podendo-se estudar o rendimento de sua constituição, conseguir-se-á uma criação de produtos escolhidos.

Só com a radiestesia é possível fazer tal escolha, com resultados satisfatórios, porém essa possibilidade depende em grande parte do método empregado.

É preciso, antes de mais nada, que o operador se oriente mentalmente, mas sem idéia preconcebida nem tirar de antemão conclusões baseadas sobre o tipo do animal a estudar, que poderia levar o espírito a conceber idéias falsas cuja repercussão seria mais tarde confirmada pelo pêndulo.

Inicialmente a forquilha dá mais voltas sobre o macho do que sobre a fêmea. Sobre esta dá 2 e sobre aquele dá 5; porém, há machos em que a forquilha dá só 3, sendo necessário portanto ter muito cuidado, porque essa cifra é indício de que há alguma perturbação no animal.

O pêndulo indica o sexo masculino por oscilações, e o feminino por girações. Esta é a teoria. É o que sempre acontece quando não entra em jogo alguma radiação parasita. Mas, as complicações aparecem logo.

Para muitos, o preto corresponde ao macho e o branco à fêmea, tanto que o operador será obrigado a empregar tinta igualmente composta de branco e de preto, ou seja, um pêndulo "gris" para prospetar os sexos.

Caso a orientação mental não esteja suficientemente concentrada, podem entrar em jogo a cor das penas ou da pele do animal, o seu estado de saúde ou de doença, de puberdade etc. Enfim, se uma pessoa segura o animal para permitir a auscultação pendular, corre-se o risco de ver o sexo da pessoa agir sobre o detetor.

Se se coloca um ovo ou um animal em um dado lugar, e, em seguida, se põe um segundo ovo ou animal no mesmo ponto, a lei de impregnação entra em jogo. Essa lei neste caso é de capital importância (ver cap. VI — Impregnação).

Essa lei foi primeiramente mencionada no Manual do Dr. Benedickt de Vienne (Áustria) e publicada depois no Boletim da Association des Amis de la Radiesthesie, de Paris.

Salienta os perigos e perturbações que podem resultar da impregnação que age como uma espécie de contaminação, sobre o suporte em que se deposita um corpo qualquer, impregnação proveniente da radiação das vibrações atômicas e moleculares daquele corpo. Ainda mais, o pêndulo capta todas as radiações desse corpo, mesmo depois de retirado do seu suporte, e levado a outro lugar.

O lugar ocupado antes por ele reage exatamente depois, como antes, com a presença do corpo. Mas, se a impregnação afetou a mesa, ou o suporte, afetou também o pêndulo, a forquilha e até o operador, que desempenhou o papel de condutor daquelas vibrações.

Quando se trata de vibrações elétricas, a impregnação dá lugar ao fenômeno de "remanência". É este um caso especial do fenômeno geral de impregnação, mas em todas as circunstâncias em que houve impregnação produz-se inevitavelmente o da remanência, cuja duração é muito variável. Nota-se que a que provém de corpos metálicos é sempre muito maior.

Prova-se a realidade desses fenômenos pela experiência seguinte: coloca-se num velador (ou qualquer outro suporte) um ovo de galinha bem limpinho e busca-se com o pêndulo o seu sexo, se fecundado. Suponhamos que seja do sexo feminino. Logo em seguida, leva-se esse ovo para um quarto contíguo. Prospectando-se pouco depois no lugar antes por ele ocupado, constata-se o fenômeno estranho, quase inverossímil, da reação, exatamente como se o ovo ali estivesse. Achar-se-á a vitalidade da franguinha que nascerá desse gérmen, seu indício de fecundidade, de vigor e de rendimento, ou melhor, o número de ovos que há de pôr no seu primeiro ano, sabendo-se portanto se esse gérmen pertence a uma poedeira de categoria de 200, 220, 250, 280, 300, 320, ou 340 ovos no seu primeiro ano de postura.

E ainda, todos esses indícios colhidos no suporte em que foi colocado o ovo para experiência, correspondem exatamente aos reconhecidos com o pêndulo suspenso acima do próprio ovo; todavia, constata-se que a impregnação do ovo fecundado prolonga-se sem desfalecer durante 30 minutos e mais, se houver bastante perseverança para interrogar o mesmo lugar, minuto por minuto.

Isso prova que a impregnação é tenaz e se estende triplamente: no suporte, no pêndulo e no operador; e que os três ficam carregados pelas vibrações consideradas fenômeno, cuja duração persiste meia hora e às vezes muito mais, o que falseia as interrogações subseqüentes, se o operador não descarregou o seu pêndulo, o suporte, e se não se livra ele mesmo dessa vibração parasitária.

Do que precede, conclui-se: "todo prospetor que deseja obter êxito na determinação do sexo dos ovos para incubação deve desimpregnar o seu pêndulo, o suporte, e suas mãos, isto é, o seu próprio organismo; se tal não fizer, incorrerá fatalmente em erros de diagnóstico, sem falar em que por circunstâncias felizes, porém fortuitas, obterá sucessos que serão sempre uma exceção.

Essa é a razão pela qual todos os pêndulos fabricados para seleção dos ovos destinados à incubação caíram em descrédito.

Tiramos esses dados do Manual do Sr. R. Lacroix á l'Henri, e, para melhor ilustrar essa teoria e prática, citamos, a seguir, do mesmo autor, outro exemplo:

"Chamado a determinar o sexo de uma criança em gestação, prognosticamos um varão. Um mês mais tarde, a genitora deu à luz um menino. Desejando certificar-nos do tempo da impregnação da vibração humana, pendulizamos o grafismo da Sra. em estado de gravidez, e achamos a mesma ficha biológica do futuro varão a nascer, e sem prévia desimpregnação de quarto em quarto de hora, interrogamos o grafismo de outra jovem senhora sem esperanças. Constatamos então que o pêndulo continuava dando a ficha do varão em questão. Constatamos ainda a persistência da impregnação que ia além de três quartos de hora.

Procedendo então a uma nova interrogação do grafismo da senhora grávida para impregnar-nos de novo, e registramos ainda a ficha do varão.

Desimpregnamo-nos imediatamente, conforme nossa técnica operatória, e passamos em seguida a interrogar o grafismo da outra jovem que não esperava filho. Constatamos, então, que o nosso pêndulo mantinha-se em estado de inércia.

Assim, essa experiência dava a prova patente da realidade da impregnação e, portanto, da necessidade de desimpregnar.

Quanto ao método a seguir para esse fim, o leitor consultará o "Cap. VI — Desimpregnação", onde achará diversos meios para realizá-lo; e, tanto no exame dos ovos, como de outros corpos e matérias, o experimentador deve desimpregnar o pêndulo e as mãos, pelo processo indicado.

Pode-se empregar testemunhas machos e fêmeas, constituídas por pós de órgãos de geração (de galinha, cachos de ovos internos) ou de sangue macho ou fêmea, coagulado etc., ou, ainda, as testemunhas macho e fêmea de Turenne.

A tática empregada é a seguinte: de um lado, à direita, as testemunhas numa mesa e a 50 cm, de outro lado, à esquerda, ovo ou animal.

Iluminação vertical a 1 metro acima da mesa das buscas.

1.º Caso. O dedo indicador esquerdo em antena toca ou capta as vibrações do ovo ou animal. O pêndulo, suspenso bem alto e imóvel, abaixa-se lentamente acima das testemunhas ou no raio luminoso que os ilumina. O pêndulo oscila ou gira. Se oscila ou balança, existe desacordo; se gira, há acordo e indica o sexo.

2.º Caso. Ao contato do dedo indicador esquerdo com o ovo, o pêndulo parte de um movimento qualquer. Transportamo-lo acima das testemunhas sucessivamente, ou, então, o pêndulo continua seu movimento inicial, ou bem tal movimento se inverte. A testemunha que provoca acontinuação de partida indicará o sexo buscado.

O primeiro caso deve ser escolhido de preferência, porque, se o pêndulo imóvel, parado à saída, continuar parado, é porque o ovo examinado não é fecundado, indicação de que o segundo processo pode falhar devido a causas reflexas. Com efeito, o movimento devendo ser duas vezes seguidas negativo, no segundo caso, será para indicar a não fecundação.

Erros possíveis

Indicações manuscritas, cifras, desenhos sobre os ovos, bastam, sobretudo, se o ovo não é fecundado, para dar determinado sexo, este, ou da pessoa que marcou as cifras, desenhos ou fez anotações no ovo. Não se descuidar desse caso.

Sexo de uma criança por nascer

Dentre os humanos (salvo raras exceções de hermafroditismo), o sexo a detectar será o da criança por nascer.

É necessário ter em conta somente o que ficou exposto acima e a lei da polaridade humana, mas, também, afastar as ondas particulares da mãe e descarregá-las.

Os três métodos que seguem são os expostos pelo Sr. René Lacroix, no seu Manual:

1.º Método. Tendo na proximidade um moço e uma moça servindo de testemunhas, examinam-se se as girações obtidas em contato com a futura mãe ou ao seu redor estão sempre em harmonia com a moça testemunha. Se estiverem, a criança será provavelmente menina, se há desacordo, experimenta-se com o moço, tendo-se o dedo antena a 10 cm do ventre da futura mãe, busca-se a ressonância. No caso afirmativo, a criança será um provável varão.

2.º Método. Esgotadas ao contato da futura mãe todas as séries pendulares habitualmente aplicadas à espécie humana (ver cap. XX, "Séries Humanas") e, no fim, a última série maternal, orientação mental sobre o filho, mantendo o índex a 10 cm do abdômen da senhora grávida, interrogam-se as séries da criança. Estas são ou girações se é filha, ou oscilações, se é varão.

Assegurar-se-á, deslocando o dedo à profundidade do feto, se não se encontra um segundo ser, que então daria uma terceira série humana particular.

3.º Método. Empregando-se um *ímã* como testemunha. O pólo Norte corresponderá ao sexo masculino e o pólo Sul, ao sexo feminino.

Homem e mulher testemunhas podem ser substituídos por testemunhas exatas de Turenne, por exemplo, ou por fotos separadas de homem e mulher. E, assim, até evitar-se-á a causa de erro da polaridade humana.

O sentido do pêndulo varia segundo as zonas da pele da pessoa e se uma atenção séria não afasta esse inconveniente, incorre-se em erro de diagnóstico.

Importância do conhecimento da polaridade humana

Tratou-se da polaridade humana no capítulo II. Além do que foi dito a esse respeito, acrescentaremos, a seguir, a teoria do Prof. Bosset, quanto à importância do seu conhecimento. Extraímos de um notável artigo do Boletim da A. A. R. de Paris, em que a publicou o autor, e que achamos conveniente resumir aqui.

"O conhecimento da polaridade humana não deveria ser ignorado pelos candidatos ao matrimônio nem pelos de família que têm filhos e filhas para casar.

É inegável que muito grande é a diferença biológica que existe entre homem e mulher, no reino humano, ou entre macho e fêmea no reino animal, e que ela aparece claramente por onde quer que olhemos. Essa diferença se manifesta também visivelmente, tanto no plano físico como na superfície do corpo do homem e se divide em regiões ocupadas por forças vibratórias, pertencendo, às vezes, a séries do ferro, às vezes à do cobre. E o que é característico é que essas vibrações antagônicas não se neutralizam, como as elétricas; ao contrário, coabitam lado a lado, conservando intatas as suas respectivas propriedades.

As mãos, esquerda e direita, muito especialmente, são divididas em zonas de comportamento vibratório paramagnético quanto à parte de cima, e diamagnético quanto à palma da mão esquerda; e invertidas pela parte de cima e à palma da mão direita. Mas tais vibrações não ocupam essas zonas de maneira fixa, ao contrário, elas estão sempre em movimentos permanentes, circulam: saem e tornam a entrar no corpo, no estado de vigília ou de sono, com um potencial e uma força de escoamento variáveis; numa palavra, essas forças vibratórias se renovam continuamente. E esse conjunto de manifestações vibratórias se renova continuamente. É esse conjunto de manifestações vibratórias que constitui, segundo o Prof. Bosset, o que se designa sob a denominação de polaridade do homem normal.

Antes de prosseguir, faremos aqui um pequeno parênteses, para pôr em relevo a diferença que há entre a teoria de Fr. B. Padey, dada no capítulo II, e a do Prof. Bosset.

Não há comparação possível entre as duas. Se as razões de Fr. Padey não são cientificamente tão valiosas quanto as do Prof. Bosset, temos, contudo, de reconhecer que existe entre os homens uma dessemelhança na sua polaridade, mas que constitui uma exceção.

Em radiestesia, antes de se conhecer a teoria do Prof. Bosset, essa dessemelhança de polaridade entre certos indivíduos provocava apenas "inversão" dos movimentos do pêndulo e da forquilha.

Essa constatação da anormalidade de polaridade, de princípio, foi facilmente notada entre os praticantes da radiestesia, sem que, por isso, a causa fosse seriamente estudada.

Agora, continuando a exposição da teoria do Prof. Bosset, constata-se que, numa mulher normal, as manifestações vibratórias apontadas acima, e correspondentes às do homem normal, são invertidas, no sentido de que, para o homem normal, as regiões são carregadas e percorridas por forças paramagnéticas, por exemplo, e são, na mulher, ao contrário, ocupadas e percorridas por forças de comportamento diamagnético, e inversamente. Temos, pois, que a polaridade da mulher normal é invertida comparativamente à do homem normal.

Contudo, encontram-se na série humana homens dotados de uma polaridade invertida, anormal e semelhante à polaridade da mulher normal, como, também, encontram-se mulheres cuja polaridade é invertida, semelhante à do homem normal.

Mas o que é grave é que essas polaridades humanas anormais, por serem invertidas, são muito mais freqüentes nos dois sexos, mais do que se possa imaginar. Essa constatação é tanto mais séria quanto dependerá de suas polaridades respectivas a boa harmonia física e psíquica, ou, para dizer melhor, a felicidade de dois seres que nos liames sagrados do casamento vão unir-se para fundar um lar e criar uma família.

Com efeito, se os cônjuges são normalmente polarizados, a sua vida em comum será feliz, em razão mesmo do fenômeno de osmose que muito naturalmente lhes permitirá trocar entre si as vibrações que a um ou a outro podem faltar. Assim, o equilíbrio, o bom entendimento, a compreensão, a paz, a alegria, a felicidade conjugal estabelecerão seu *habitat* no lar que os cônjuges terão fundado.

Ao contrário, se qualquer dos cônjuges é polarizado de modo anormal, invertido, a vida em comum será gravemente afetada e não tardará a ficar abalada nos seus alicerces, a tornar-se penosa, insuportável. A desarmonia reinará cada vez mais e os desgraçados esposos chegarão a afastar-se completamente um do outro e a buscar alhures, conforme as circunstâncias, a felicidade que na sua união não encontraram. Em seguida, virão as querelas, as incompatibilidades de humor, as separações de corpos, os divórcios, isto é, a desgraça, a ruína do lar doméstico.

Assim, como se vê, dos separados de corpo, dos divorciados devemo-nos compadecer, porque em muitos casos são vítimas de aversões "naturais", insuspeitadas, cuja culpa não lhes cabe e podem causar desgraças irreparáveis. Isso não quer dizer que os humanos anormalmente polarizados deveriam, *ipso facto,* renunciar ao casamento e encerrar-se no celibato.

Não. Está provado que um homem de polaridade invertida pode casar-se com uma moça de polaridade invertida também, sem o menor inconveniente. E a união que contratarão será harmoniosa, bem-equilibrada como a consumada por dois noivos providos individualmente de polaridade normal. Mas, se um dos dois, noiva ou noivo, possui uma polaridade invertida e o outro uma polaridade normal para o seu sexo, então pode-se-lhes predizer que, em breve tempo, estarão em completa desarmonia física e psíquica, o que poderá causar a ruína do seu lar.

Qual será a causa determinante da inversão da polaridade?

Não sabemos. A dada pelo Fr. B. Padey, após numerosas observações, bem poderia ser certa. O Prof. Bosset não se preocupou de pesquisar a causa; limitou-se a estudar os seus efeitos.

Diz-se que um certo pendulizante da escola alemã escreveu que essa anomalia era devida a um nascimento prematuro da criança. Também se atribui essa anomalia a uma causa física que pode provocar no esqueleto da criança certas deformações que confirmariam as observações de Fr. B. Padey.

Qualquer que seja a causa, essa afirmação do pendulizante alemão parece constituir uma presunção assaz forte a favor daquela hipótese, e até parece lógico supor que a criança nascida antes do termo fixado pela natureza é um ser mais ou menos incompleto, no qual se verifica a inversão. Fenômeno de deficiência? Talvez! Embora esta última hipótese não diminua em nada a teoria do Fr. B. Padey, proveniente de numerosas observações.

Deixamos aos leitores o cuidado de comentar a teoria do Prof. Bosset e tirar dela as conclusões que comportam, em relação às conseqüências sociais a que pode dar lugar, no caso de serem positivas sob o ponto de vista científico.

16.ª PARTE

CAPÍTULO XXIX

NOSSO MÉTODO DO EMPREGO DAS FICHAS CONCORRENTES COM O USO DA RÉGUA-ESCALA DE TURENNE (Baseado no Método TURENNE-LESOURD)

Lembramos ao leitor que, na régua-escala de Turenne, os números de "0" a 80 representam as alturas das ondas, e de 80 a 155, o comprimento das mesmas.

Constatamos, de acordo com a nossa própria sensibilidade, que a mão do paciente, ou objeto de seu uso íntimo, colocado acima do primeiro Rádium a "0" (zero), provoca no pêndulo girações negativas bem nítidas e desenvolvidas, quando suspenso acima de um número da régua, correspondente a uma doença de que padece o paciente.

Suponhamos, por exemplo, que essa altura seja indicada pelo n.º 25; teremos então que o doente sofre de uma enfermidade cuja classificação natural está na categoria das da altura compreendidas nesse número (Não esquecer que o segundo rádium deve ser, para determinar as alturas de ondas, colocado acima do número 80).

Possuindo o remédio certo, ou a sua amostra-testemunha que corresponde para a cura dessa enfermidade, se se coloca, ele ou a sua amostra, em cima do n.º 25, e que se suspender o pêndulo acima dele, observa-se então que as girações antes negativas, prenunciando um desacordo na economia do paciente, se transformam em girações positivas; girações que aprovam a escolha do remédio, e demonstram que, entre a mão do doente, ou o seu objeto íntimo, e o remédio, existe uma perfeita sintonização.

Acontece, às vezes, que a mão do paciente (conforme o seu estado de saúde) ou os seus objetos dão girações negativas em diversas alturas ou números, como por exemplo em 19, 25, 50..., demonstrando, portanto, que existem, no paciente, três, quatro ou mais doenças diferentes ou igual número de órgãos afetados, mais ou menos seriamente.

Se colocarmos neste caso, sobre cada um desses números, o remédio que corresponda à cura da doença que representa, cada um desses números transformará as girações do pêndulo, de negativas em positivas, provando que, realmente, a escolha dos remédios foi acertada.

* * *

Para melhor lembrar o método Turenne na sua aplicação, exemplificamo-lo acima, com o doente presente, e os remédios ou as suas amostras-testemunhas.

Operando com as fichas, o modo de proceder é o mesmo.

Coloca-se a ficha com o nome do doente sobre o primeiro rádium a "0" (zero), o segundo rádium estando em cima do número 80. Suspende-se o pêndulo sucessivamente sobre os números da régua-escala e se vai notando o que faz o instrumento.

Sobre alguns gira nos dois sentidos, depois oscila e finalmente pára; sobre outros, gira positivamente ou negativamente. Nos números em que dá giros, ou passam às oscilações até cessar ou estes às vezes diminuem definitivamente.

Quanto aos giros negativos para valer, são geralmente muito bem acentuados, definidos e de notável atividade; são os que denunciam os padecimentos do doente consistindo numa afecção que se classifica na categoria da altura pelo número indicado e pelos giros negativos do pêndulo.

Supõe-se que esses números sejam 19, 25, 50, por exemplo. Será preciso então procurar os remédios dentre as fichas com a série dos nomes dos remédios. Com a prática, pode-se logo experimentar alguns dos que mais se aproximam ao caso, e conforme a prática do operador. Colocam-se essas fichas com os nomes dos remédios escolhidos, correspondendo respectivamente aos números da régua 19, 25, 50; se os remédios forem acertados, o pêndulo suspenso acima deles girará então positivamente e dará a prova de que a escolha dos remédios indicados nas fichas foi bem-sucedida.

Se num dos números, as girações continuam negativas, será preciso ensaiar na série das fichas os nomes de outros remédios que podem ser mais eficazes e aplicados com maior êxito. Colocam-se então essas novas fichas, uma após outra, em substituição da primeira, que não deu o resultado esperado, até que uma delas dê girações positivas. Se houver na coleção dos remédios ou amostras-testemunhas aquele cujo nome é indicado na ficha, fácil será, trocando esta pelo remédio, comprovar a excelência da escolha.

A eficiência dos medicamentos assim escolhidos será controlada em cada número da régua-escala, pelas girações positivas do pêndulo.

Terminada essa primeira parte da prospecção e da seleção, será sempre prudente verificar e comprovar se realmente existe uma perfeita sintonização ou acordo entre o doente, sua enfermidade e os remédios escolhidos.

Fica bem entendido que, na experiência supra, a mão do paciente ou objeto íntimo dele deverá ser colocado acima do primeiro rádium a "0" (Zero) e que sobre o número 80 deverá estar o segundo rádium.

Se se deseja ter o comprimento da onda correspondente a uma altura dada, mudar-se-á o rádium que está sobre o número 80, para o número 155 da régua.

A seleção dos remédios pode ser feita diretamente com eles próprios, mas, para quem não é doutor em medicina, isto é feito mais ou menos às apalpadelas, ensaiando um após outro grande parte dos que compõem a coleção possuída pelo operador, até descobrir os que estão em acordo com o doente ou com uma doença.

Reconhece-se este acordo pelas girações do pêndulo que então são positivas. Mas, às vezes, a prática do operador ensina-lhe os remédios mais prováveis que requer o caso. Assim, a escolha se fará ensaiando um número relativamente restrito de fichas, de remédios ou de amostras-testemunhas.

O que precede vale no caso do emprego exclusivo do pêndulo.

Controle ou comprovação das operações feitas com fichas

Para lograr esse fim, empregaremos uma régua de 60 cm, mais ou menos, cujo meio ou centro terá sido visivelmente assinalado; de cada lado do centro medir-se-á uma distância de 25 cm assinalada também de modo muito aparente.

A distância de 25 cm é arbitrária, podendo ser de 20 ou mesmo de 30 cm. Dispor-se-á esta régua na direção N. S. Embora a direção não seja rigorosamente a indicada, os resultados obtidos não perderão nada de sua exatidão, porém será sempre conveniente observar essa orientação.

Opera-se da seguinte maneira: na extremidade Norte e a 25 cm do centro, no lugar assinalado, colocar-se-á a ficha com o nome do paciente; na extremidade Sul, também a 25 cm do centro irá a ficha com o nome da doença. O pêndulo, suspenso acima do meio da régua, se movimentará oscilando ou girando. Só as girações positivas provam que o nome da enfermidade é exato; sendo negativas está errado. Esse processo é uma aplicação da lei dos semelhantes.

Suponhamos que as girações sejam positivas, tira-se a ficha do nome do doente, e em seu lugar coloca-se a ficha com o nome certo da doença, e à outra extremidade, isto é, a do Sul, a ficha com o nome do remédio selecionado. O pêndulo suspenso acima do centro da régua estará logo em movimento, e se o remédio foi bem escolhido e serve de fato para a cura da doença que menciona a ficha, o pêndulo dará girações positivas, comprovando que a primeira parte da prospecção foi cuidadosamente realizada.

Essas comprovações dão resultados tão afirmativos que afastam de nosso espírito toda e qualquer dúvida que porventura o assaltem.

Naturalmente, nessas experiências, o leitor, de per si, concluirá que se por acaso chegassem a manifestar-se, em uma ou outra dessas experiências, girações negativas, quer na busca dos remédios quer na descoberto da doença, seria porque a sintonização com o doente não existe, nem tampouco a da enfermidade com a dos remédios.

Todas essas prospecções e seleções devem provocar no pêndulo girações positivas.

As negativas são indícios de ausência completa de sintonização entre os elementos experimentados, e que um ou outro esconde um erro.

Em tal caso, é preciso repetir as experiências desde o início. Os resultados devem ser sempre positivos.

É preciso observar que de princípio, como já se notou, quer seja o doente, ou a ficha com seu nome, quer a do nome de um remédio, ou ainda a com o nome da doença, para verificar, em relação ao doente, a categoria ou altura na qual entra sua enfermidade, ou ainda a da enfermidade, ou ainda a da enfermidade em busca da categoria, isto é, da altura da onda na qual entra, bem como a ficha com o nome do remédio, procurando a que número corresponde também a sua altura de onda, e cada uma dessas fichas colocadas respectiva e sucessivamente no primeiro rádium, a "0", todas as girações devem ser negativas. Tornam-se positivas quando, para com a ficha do doente a 0, a ficha do nome de sua enfermidade ocupa acertadamente o número que lhe corresponde; o mesmo se dará para com os remédios quando acertada sua escolha. Inversamente, as girações continuarão positivas se se trocarem as fichas de suas posições primitivas, por exemplo, a do nome do doente pela de sua enfermidade ou a dos remédios.

Essa mudança de posição das fichas, entre si, vale também quanto à comprovação.

* * *

Tudo quanto acabamos de expor a respeito do emprego das fichas em prospecções terapêuticas e seleções de remédios aplicar-se-á também, e da mesma maneira, a quaisquer outras prospecções e buscas, concernentes a outros ramos científicos.

Nota. Quando a ficha (remédio ou doença) dá duas ou três alturas, só uma delas é a verdadeira. Para conhecê-la, coloca-se a ficha acima de uma delas. O pêndulo suspenso acima das outras transforma seus movimentos anteriores, que eram girações negativas, em girações positivas; indicando então que a altura em que se acha a ficha é a verdadeira. Se as girações continuarem negativas, muda-se de novo a ficha de lugar, colocando-a acima de outra das alturas indicadas. Se o pêndulo der ainda girações negativas acima das outras alturas, muda-se de novo a ficha acima da terceira altura.

O pêndulo deverá dar então girações positivas nas três alturas indicadas.

A altura verdadeira será então acima da qual se acha a ficha em último lugar. As outras são alturas incidentes, em que se classificam remédio ou doença. Repisando, diremos que as alturas de ondas, quer dos remédios, quer das doenças, indicam a categoria em que se classificam e são contadas de "0" a 80.

De 80 a 155 da régua, têm-se os comprimentos das ondas correspondentes aos remédios ou doenças estudadas, indicando para os primeiros a sua força ou poder curativo, e para as outras, o grau de desenvolvimento ou o grau de sua virulência.

17.ª PARTE

CAPÍTULO XXX

ESTUDOS SOBRE OS MOVIMENTOS DO PÊNDULO — GIRAÇÕES POSITIVAS E NEGATIVAS — CAUSAS

Muitas pessoas simpatizantes da radiestesia e talvez mesmo, alguns dos seus adeptos, terão perguntado de si para si porque as girações positivas do pêndulo, se lhes atribui o significativo de afirmar, confirmar, aprovar, e às negativas, uma significação oposta, contrária, negativa mesma; qual a origem de tal convenção?

Haveria uma convenção pré-estabelecida entre radiestesistas após a invenção do pêndulo (que veio, não em substituição da varinha, mas, em competição com ela) para atribuir aos seus movimentos giratórios o tal significado que lhes damos?

Podemos refutar a suspeita que parece criar no espírito semelhante hipótese. Nenhuma convenção pré-estabelecida existiu. São os fatos e as experiências seguidas de numerosas observações que decidiram em que sentido devem ser interpretados os movimentos giratórios do pêndulo.

Em todas as pesquisas, quer em campo aberto, quer em laboratório, o radiestesista se baseia nos movimentos de seu instrumento, aos quais dá uma interpretação pré-determinada, conforme o sentido das girações e de acordo com o significado estabelecido pelas inúmeras observações, experiências e fatos em que constantemente se renovam e se repetem com os mesmos movimentos, os mesmos fatos, sempre em condições idênticas.

Se buscamos no terreno um metal enterrado no chão, tendo à mão a amostra-testemunha correspondente, ao chegar ao prumo dele, o pêndulo girará positivamente, no sentido da marcha dos ponteiros de relógio. O radiestesista então deduzirá dessas girações a existência do metal buscado, no caso de as mesmas serem positivas.

A pergunta não formulada e de fato hipotética: "Estará aqui o metal buscado? O pêndulo, pelos seus movimentos positivos, responde: "Sim", confirmando pela continuidade de giros positivos, a resposta afirmativa.

Em qualquer outro lugar, as girações do pêndulo serão negativas, e para o radiestesista, correspondem a "não", "não, aqui não está".

Explicação um pouco infantil, mas, muito clara. Não obstante, muitos espíritos duvidam, e nessa incerteza só falta um passo para suporem que o significado que o radiestesista atribui às girações do pêndulo, é pura convenção, e que a interpretação dada a esses movimentos — que são provocados pelos reflexos sensibilizados do operador, sob a influência das radiações que o penetram — não têm valor nenhum sob o ponto de vista científico.

Reconhecemos experimentalmente que o pêndulo na mão de um radiestesista ou de toda e qualquer pessoa de mediana sensibilidade, para a percepção das radiações que se escapam de todos os corpos da natureza, é impelido num movimento giratório e que esse movimento, salvo certas exceções e consoante certas leis, se manifesta quase sempre da esquerda para a direita, isto é, no sentido da marcha dos ponteiros dos relógios. Ajuntamos também a essa explicação, para melhor compreensão, dizendo, ampliando, "de ocidente para oriente", do "Poente à Nascente".

Em tal circunstância, posto que parecesse pleonástico e desnecessário foi a certa e como tal apontada, sem que nos viesse a idéia de aprofundá-la.

Pouco mais tarde, ao reler o que escrevemos, ficamos admirados pelo que esse complemento explicativo parecia encerrar, estando ainda encobertas certas verdades que precisavam ser despidas da ganga que as escondia.

Com efeito, reflexionando e sabendo que tudo na natureza é animado de movimento, pois, as ondas ou radiações, devido à desagregação da matéria, são lançadas no espaço e conservam o mesmo movimento a ela inerente, movimento que obedece à força de inércia, e que recebe à sua saída. Esse movimento é vibratório e giratório ao mesmo tempo. Desenvolve-se em ondas sucessivas, provavelmente ligadas entre si, ou separadas por um curto espaço, e se difundem e escoam-se em jatos de redemoinhos (ondas helicoidais) tal como a água que sai de uma torneira, em fios helicoidais. O escoamento gasoso, líquido ou sólido de qualquer matéria ou substância, efetua-se por essa forma. Tudo quanto circula no organismo dos seres vivos, gás, líquido, sólido, o faz segundo uma lei helicoidal, isto é, segundo um ritmo "turbilhonário", ou de redemoinho.

Os elétrons são impelidos por uma força centrífuga; giram ao redor do átomo sempre à distância mormente acrescidas, antes de lançar-se no espaço, após ter recebido esse impulso do próprio átomo de que se escapam, e após ter girado ao seu redor como satélite, animado de um movimento comparável ao que é animado o conjunto de um sistema solar.

É admitido que todo átomo, com seus elétrons girando ao seu redor, representa na sua microscópica pequenez, um mundo, um sistema solar completo, que se move de igual modo e segundo as mesmas leis.

As radiações que escapam da matéria por desagregação (inegavelmente de uma ordem infinitamente mais pequena que os próprios elétrons), são animadas desse mesmo movimento giratório turbilhonante ou "vibrato-giratório" e este movimento, salvo casos excepcionais, parece sempre dirigido de Oeste para Leste, obedecendo às forças cósmicas universais.

A nossa idéia de comparação, dizendo que as girações pendulares positivas são as que se dão da esquerda para a direita, do Ocidente para o Oriente, não deixa de ser certa. Temos de lembrar que o movimento aparente da Terra nos dá a ilusão de que nosso globo gira, na sua evolução diurna, sobre si mesmo, de Leste Para Oeste, e mesmo acusamos o Sol de correr, no largo de sua eclítica, nessa mesma direção.

O nosso planeta girando sobre si mesmo ao redor de seu eixo, isto é, na linha de seus pólos, dá-nos efetivamente essa impressão que, aliás, não passa de uma ilusão.

A realidade é que a Terra gira sobre si mesma da esquerda para a direita, ou seja de O. para E. e que com a combinação do seu movimento ao redor do SOL realiza o movimento turbilhonário.

Esse movimento comunica-se a tudo quanto existe no globo, interna e superficialmente. Todas as moléculas da matéria existente, todos os átomos de que é composto possuem esse mesmo movimento vibrato-circular.

Qual será a causa primordial desse movimento da Terra?

Graças às novas, relativamente recentes, e interessantes teorias de Henri Mager, vamos poder responder à questão supra.

O Universo Cósmico, no seu princípio, estava povoado, ou melhor dito, estava cheio com uma infinidade de Nebulosas de onde, progressivamente, foram surgindo os mundos e estrelas.

As nebulosas são constituídas por diversos gases. XXXIII — Apresentam-se em massas irregulares branquicentas; alguma aparecem como manchas escuras.

É no seio dessas nebulosas latescentes que se forma a matéria, que tem então os átomos de sua constituição bastante dipersos.

As nebulosas não são nem incandescentes, nem mesmo quentes. Os gases que as compõem conservar-se-iam frios, em consequência dos escassos choques moleculares que sofrem seus átomos. Segundo o sábio sueco Svante Arrhenius, a sua temperatura seria então de 50 graus absolutos abaixo de zero, isto é, 223 graus centigrados abaixo de zero.

A matéria gasosa constituindo uma nebulosa não tem contornos definidos e pode chegar a tomar a forma achatada, ou bem a forma globular. E então, no seu centro, ao redor de um eixo de rotação, cria-se um núcleo central mais condensado.

Com a condensação começa o aquecimento da nebulosa fria; e a medida que a massa gasosa se condensa, o núcleo se acresce, se aquece, e chega à incandescência, rodeando-se, ao mesmo tempo, de uma atmosfera gasosa.

Chamaremos esse processo de formação da matéria de primeira etapa da formação dos Sóis e sistemas solares — ou das estrelas — que deles são a conseqüência.

Aqui, vemos, pois, que a constituição da nossa Terra tem tido essa mesma origem. Salvo se, devido a um cataclisma cósmico, a Terra, em conseqüência de uma poderosa força centrífuga, foi destacada da massa solar e lançada no espaço. Se prevalecer tal hipótese, não há dúvida que os demais planetas do nosso sistema solar tiveram a mesma origem.

Mas quer de um modo ou de outro, o nosso globo achou-se desde aquele instante animado de um movimento de rotação ao redor de seu eixo, movimento que já possuía, quer desde sua formação no seio da nebulosa, quer ao ser atirado no espaço pela força centrífuga que o expulsou — partícula insignificante da massa solar.

Todas as emanações, radiações, ondas que se escapam da matéria, com ela são animadas e impelidas por esses mesmo movimento.

Assim se processa, se manifesta e se cumpre a vida telúrica de nosso globo; não obstante, sujeita, ao mesmo tempo, às forças cósmicas do Universo, agindo no mesmo sentido.

1.º — Quando nenhuma perturbação se manifesta para paralisar ou alterar a harmonia na marcha dos elementos, os movimentos giratórios redemoinhos ou vibrato-circulares efetuam-se em sentido normal, isto é, de Oeste para Leste.

2.º — Nesses milhares de milhares de micro-sistemas semelhantes aos sistemas solares do Universo, de que cada átomo é o centro, se produzem forçosamente perturbações por causas desconhecidas, que dão lugar a desacordos e desarmonia entre os diversos sistemas; desacordos que constituem verdadeiras tempestades e revoluções nesses mundos infinitamente pequenos, tempestades mais ou menos violentas em que os elementos radiantes destacados da matéria, constituindo esses diferentes e inúmeros sistemas (cada matéria tem o seu próprio), sofrem acidental e passageiramente, desvios nas suas direções normais e primitivas, em tempo tão curto que a sua duração passa desapercebida.

Dessas duas hipóteses, na primeira, quando existe acordo e perfeita harmonia, sem nenhuma perturbação que modifique a vida e o curso dos elementos atômicos da matéria, continuam com a força impulsiva que recebem do poder telúrico-cósmico que os anima desse movimento giratório da esquerda para a direita, o que explica o movimento giratório positivo do pêndulo na mão do radiestesista, e ao par de todos os demais elementos, radiações ou ondas que, agindo sobre os reflexos do operador, determinam o sentido positivo das girações.

E esse movimento é o que afirma, confirma, sustenta, numa palavra, é o que aprova e diz: "Sim".

Não é pois um movimento sem causa motriz material. A sua origem, ao contrário, é oriunda diretamente da matéria. Não é tampouco função da sugestão ou da mentalidade do operador que agita e move o pêndulo.

As causas expostas no Cap. I, referentes aos movimentos da forquilha e do pêndulo, não explicam as causas que determinam no pêndulo os sentidos das girações quer positivas, quer negativas.

Pela teoria que acima emitimos, é a matéria que possue em si esse sentido que é o próprio característico de todos os corpos.

As suas radiações, que vêm afetar os reflexos do operador (órgão receptor), manifestam-se de modo ampliado no instrumento que ele tem na mão.

Esse movimento, como se vê, tem as suas causas completamente independentes do radiestesista operador. É de origem teluro-cósmica que por um fenômeno eletro-magnético é transferido ao corpo humano, tornando-o intermediário intelecto-espiritual, junto ao pêndulo, aparelho mecânico, constituindo os dois pêndulo e corpo do operador (Cérebro) um aparelho completo de recepção e de captação das radiações da matéria, comparável a um posto de T. S. F., provido, porém, de vida e inteligência.

Na segunda hipótese, quanto a possíveis perturbações ou alterações no meio teluro-cósmico, os movimentos giratórios parecem como transformados; neles se produzem desvios na direção normal dos elementos constituintes dos sistemas solares atômicos, lançados no espaço, desvios que podem afetar inúmeras radiações da matéria, quer acidentalmente, quer ainda, determinando nelas um estado definitivo. Esse desacordo, essa falta ou deficiência de harmonia transtorna a evolução diretriz da marcha normal e afeta todos os elementos de desagregação da matéria que constituem as ondas ou radiações, imprimindo-lhes uma direção oposta, contrária à marcha dos ponteiros dos relógios, isto é, girações negativas.

Bastaria pois, como causa direta, a eletrização diferente dos elétrons de certos átomos, para determinar semelhante fenômeno.

As radiações da matéria que captam os pêndulos parecem ser de uma constituição muito mais sutil que os próprios elétrons, podendo estes influenciá-los.

As girações positivas como as negativas originadas pelas radiações ou emanações da matéria podem ser constantes, tratando-se de corpos similares: alguns darão sempre girações positivas, como ferro, zinco, ouro, cobre, alumínio, bronze etc., e outros negativas, como chumbo, estanho, boro, bário, mercúrio etc., o que poderia ser atribuído, quanto às girações positivas, à eletrização vitrosa permanente de certas radiações, e resinosa, quanto às negativas.

O mesmo fenômeno pode se dar em relação aos elétrons dos átomos de alguns corpos. Mas o que pela experiência constatamos é que u'a matéria, corpo ou substância qualquer, de composição simples, pura e sem novidade, dará sempre girações positivas. É certo de que não tratamos de separar das ondas elétro-magnéticas as verticais das horizontais.

Essa separação se efetua mediante a especialização dos pêndulos empregados, e que, ademais, existem certos pêndulos que captam só as radiações verticais, com girações negativas, conforme os corpos; o mesmo pode-se dizer das radiações horizontais.

Os corpos (matérias ou substâncias) de qualquer procedência, animal, mineral ou vegetal, reconhecidos venenosos, darão girações negativas. Geralmente, os de origem mineral, salvo algumas exceções, são sais ou outras combinações químicas em que podem entrar um mineral dando girações positivas (não venenoso) e outro, dando girações negativas (venenoso). Essa combinação será negativa e poderá ser venenosa. O mesmo se dá com os metalóides dando girações positivas, a combinação então dará também girações positivas, salvo se for um veneno.

Se o metal ou metalóide dá girações negativas, a combinação da-las-á também.

Nota-se, a título de curiosidade, pelo que apresenta ou parece ter de extraordinário, que todo e qualquer corpo de origem mineral, animal ou vegetal, que dá girações negativas, deve ser considerado como veneno e impróprio portanto para o organismo humano. Damos isso como regra geral, mas de certo haverá exceções.

Ainda não achamos a explicação desse fenômeno, nem percebemos, mesmo de longe, as relações ou as diferenças que podem existir entre as radiações de uma substância nociva e as de outra que não o é: certo é que o pêndulo as distingue, talvez o emprego de pêndulos de cor dará a resposta.

Sabemos de início que, se uma substância é falsificada, embora não seja nociva, dará girações negativas, ao passo que a substância pura dará positivas (XXXIV).

Esses fatos perfeitamente comprovados e que são o resultado de inúmeras experiências causaram a admiração dos radiestesistas, sem que se lhes possa dar até agora a mais plausível explicação.

Mas são fatos patentes, e o seu estudo dar-nos-á um dia a sua razão de ser.

A seguir, daremos a relação dos 14 corpos dentre os 93 da classificação de Mendeleef, cujas girações são negativas.

Antes porém vamos acabar com o estudo dos movimentos do pêndulo e tratar de expor as causas das oscilações.

As oscilações do pêndulo não são mais, a nosso ver, que uma espécie de arremesso que precede os movimentos giratórios. Mas, quando o instrumento persiste em oscilar é devido a que outra ou outras radiações são captadas ao mesmo tempo pelo pêndulo, radiações que agem em sentido contrário, e, sendo as duas de igual força, determinam as oscilações.

Nenhuma das duas tendo potencial suficiente para, agindo no instrumento, obrigá-lo a girar e dar-lhe o impulso giratório.

Às vezes, as oscilações parecem dirigir-se numa direção bem determinada, e aí manter-se, como no caso que se produz com a agulha imantada, em que, num ponto da parte Sul, situado no terço da extremidade Sul ao centro, o pêndulo mantém oscilações permanentes e transversais que parecem dirigir-se de E. para O. Nesse caso, e n'outros semelhantes, pode-se supor que se em lugar de uma só radiação negativa oposta, o pêndulo tivesse captado duas, cujo potencial iguala o da radiação positiva captada no mesmo ponto, de fonte diferente, vindo uma de S. E. e a outra de S. O., resulta que a componente dessas duas forças dirigir-se-á para O., vindo de E. e, as oscilações do pêndulo tornar-se-ão transversais e perpendiculares à linha dos pólos.

Nos casos de oscilações longitudinais, explicações semelhantes podem ser dadas. Quanto aos movimentos do pêndulo, eles são giros, quer positivos, quer negativos, conforme as radiações captadas; porém, as oscilações são giros apenas esboçados que se sucedem como arremessos para futuros movimentos giratórios, dos quais ainda pode-se dizer que são girações atrofiadas no seu princípio por radiações de forças antagônicas de potencial idêntico.

Tal é o nosso parecer que, sem pretensão nenhuma, emitimos apoiando-nos sobre os próprios movimentos do pêndulo quando atentamente observados, quer no princípio de suas girações positivas ou negativas, quer naquele instante em que parece hesitar antes de tornar permanentes suas oscilações.

Relação dos corpos que dão girações negativas

Cifras da ordem da Classificação	Corpos	Peso Atômico
5	Boro	10,9
34	Selênio	70,3
35	Bromo	79,9
36	Kripton	82,9
41	Colômbio	93,0
44	Rutênio	101,7
50	Estanho	118,7
52	Tesouro	127,5
56	Bário	137,4
57	Lantânio	138,4
59	Praseódio	140,9
60	Neodímio	144,3
81	Tálio	204,4
82	Chumbo	207,2

Todos os demais corpos que completam a lista dos 93, em número de 79, dão girações positivas.

Numa combinação química, se entra um corpo ou matéria negativa com outra positiva, o produto resultante da combinação dará radiações negativas.

O mesmo fenômeno se dará em qualquer caso de mistura ou justaposição.

Assim, sulfureto de chumbo (galena) dá girações negativas.

Temos para o enxofre radiações positivas, e para o chumbo, radiações negativas (XXXV).

O borato de sódio dá girações negativas, enquanto o óxido de sódio dá positivas, e o boro e ácido bórico, negativas.

O brometo de potássio dá girações negativas, enquanto o potássio dá positivas e o bromo negativas.

O brometo de prata dá girações negativas, a prata as dá positivas e o bromo negativas.

Em todas as demais combinações químicas podem-se achar exemplos semelhantes.

Relação de matérias fibrosas que conforme as suas radiações qualificamos positivas ou negativas:

Lã lavada	+	
Lã tingida, fiada e tecida	+	
Fios de lã e algodão justapostos		—
Algodão hidrófilo ou não		—
Algodão virgem		—
Fios de algodão tingidos ou não		—
Fios de algodão mercerisado		—
Fios de seda e algodão		—
Barbante de algodão		—
Barbante de outras fibras	+	
Juta (tela de saco)	+	
Fio e tela de linho	+	
Cânhamo	+	
Seda natural (fio e tecido)	+	
Seda artificial		—
Seda e algodão		—
Seda e lã (seda natural)		
Tecidos lã e algodão (XXXVI)	+	—

Os tecidos de lã e algodão, seda e algodão darão, a princípio, as duas girações, porém, predominam as girações negativas. Esse fenômeno é muito interessante, mas não se explica a causa porque impera o negativo sobre o positivo na justaposição das fibras. Supõe-se que seja devido à percentagem maior de algodão, porém, não é o caso, posto que, nas experiências, a percentagem do algodão não vai além de 25%.

A causa será outra.

Outros livros de grande interesse,
publicados pela mesma editora:

AUXILIARES INVISÍVEIS
OS CHAKRAS
FORMAS DE PENSAMENTO — *C. W. Leadbeater* e *Annie Besant*
O HOMEM VISÍVEL E INVISÍVEL
O HOMEM: DONDE E COMO VEIO E PARA ONDE VAI?
O PLANO ASTRAL
O QUE HÁ ALÉM DA MORTE
O LADO OCULTO DAS COISAS
OS MESTRES E A SENDA
SÍNTESE DA DOUTRINA SECRETA — *H. P. Blavatsky*
O HOMEM E SEUS CORPOS — *Annie Besant*
AOS PÉS DO MESTRE — *Krishnamurti (Alcione)*
O DESPERTAR — *Mabel Collins*
O DUPLO ETÉRICO — *Arthur E. Powell*
O FOGO CRIADOR — *J. J. Van Der Leeuw*
A FRATERNIDADE DE ANJOS E DE HOMENS — *Geofrey Hodson*
LUZ NO CAMINHO — *Mabel Collins*
PREPARAÇÃO E TRABALHO DO INICIADO — *Dion Fortune*
O APERFEIÇOAMENTO DO HOMEM — *Annie Besant*
OS SETE RAIOS — *Ernest Wood*
A VOZ DO SILÊNCIO — *H. P. Blavatsky*

A CIÊNCIA SECRETA

Henri Durville

A busca do passado desconhecido e misterioso tem sido sempre uma constante na vida do pesquisador ávido de conhecimentos, nos campos da arqueologia, astronomia, astrologia, alquimia, piramidologia, maçonaria, magia e ocultismo em geral. Muito já tem sido descoberto e descrito ao mundo e muito mais ainda resta por descobrir e apresentar nos séculos futuros.

Essa obra empolgante e gigantesca não consiste, porém, só em escavar, esquadrinhar e revelar, mas sobretudo em interpretar, e bem, as descobertas feitas e expostas à inteligência dos estudiosos. É mais fácil descobrir os fatos do que interpretá-los corretamente à luz da ciência e da razão para, se possível, aplicá-los adequadamente ou pô-los a serviço da cultura. Este tratado elementar da Ciência Secreta preenche satisfatoriamente essa dupla finalidade.

Em suas pesquisas o Autor conduz o leitor à China de Fo-Hi, Lao-Tseu e Confúcio; à Índia dos Vedas, dos Brâmanes, das Leis de Manu, de Shri Krishna e de Buda; ao Egito de Hermes Trismegisto, de Ísis e de Hórus, das Pirâmides e do milenar Livro dos Mortos; à Grécia de Orfeu, Homero, Pitágoras e dos Mistérios de Elêusis. Depois o coloca diante de Moisés, de Jesus, dos Gnósticos e da Franco-maçonaria, e finalmente o introduz na difícil mas gloriosa Senda da Iniciação que o levará por último aos verdadeiros Mistérios.

Tudo isso está aqui descrito em linguagem corrente e facilmente compreensível.

O LADO OCULTO DAS COISAS

C. W. Leadbeater

"Oculto é o que está fora da percepção dos sentidos externos, porém que é perfeitamente perceptível e compreensível à interior inteligência espiritual, depois de se haverem desenvolvido e ativado os sentidos internos do homem". (Dr. Franz Hartmann). C. W. Leadbeater, autor deste livro extraordinário, teve seus sentidos internos altamente desenvolvidos e é considerado um dos mais profundos ocultistas do século vinte.

Desde moço ele se interessara pelo espiritismo e os fenômenos psíquicos, que no fim do século XIX empolgaram os maiores expoentes do mundo científico. Em 1883, após a leitura do livro O Mundo Oculto, *de A. P. Sinnett, que lhe caiu nas mãos, encontrou-se com Helena P. Blavatsky e dela se tornou discípulo fiel. Leadbeater, que faleceu em 1934, dedicou-se, durante cerca de cinqüenta anos, ao estudo e vivência do Ocultismo e de suas leis, numa época carregada de superstições, preconceitos e incompreensões de toda a espécie, e legou à humanidade uma vasta literatura no gênero, a qual prima por sua objetividade científica e clareza didática.*

O LADO OCULTO DAS COISAS *é produto de muitos anos de seus meticulosos estudos da face oculta da Natureza, ou antes, segundo suas próprias palavras, "de* toda *a Natureza, ao invés de apenas uma pequena parte dela, que é quanto alcançam as investigações da ciência moderna". Neste livro, o autor revela, sobretudo, uma infinidade de fatores visíveis e invisíveis, favoráveis ou desfavoráveis, a que todo ser humano está inconscientemente sujeito, e ao mesmo tempo indica qual deve ser, segundo a circunstância, a sua reação inteligente e construtiva. Trata-se, sem dúvida, de uma obra altamente instrutiva e educativa, recomendável a todo educador e pesquisador, e digna de figurar em qualquer biblioteca para consultas e orientações.*

EDITORA PENSAMENTO

★

Este livro foi impresso pela EDIPE Artes Gráficas, Rua Domingos Paiva, 60 — São Paulo.